Michaela Hans

Hoffnung vermitteln im Pflegeprozess

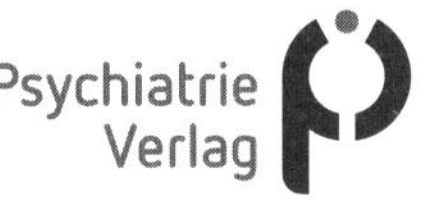

Herausgeber und Autorin

Die Reihe »better care« wird herausgegeben von
Manuela Grieser, Studienleiterin des Fachbereichs Gesundheit an der Berner Fachhochschule
Prof. Dr. Michael Schulz, Gesundheitswissenschaftler und Krankenpfleger, Honorarprofessur an der Fachhochschule der Diakonie in Bielefeld, Mitarbeiter beim Krankenhausdezernat des Landschaftsverbandes Westfalen-Lippe, Mitarbeiter der Stabsgruppe für Klinikentwicklung und Forschung am LWL-Klinikum Gütersloh
Gianfranco Zuaboni, Pflegewissenschaftler und Leiter der Abteilung Pflegeentwicklung im Sanatorium Kilchberg, Zürich

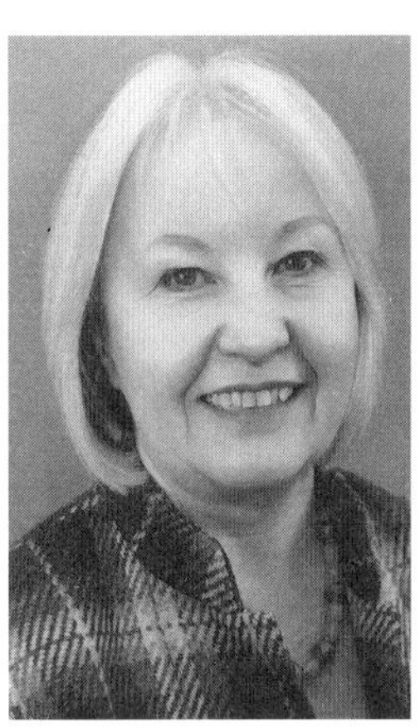

Michaela Hans, Dipl. Pflegefachfrau für Psychiatrie und Trauma-Therapeutin STA®, arbeitet auf einer Aufnahmestation und einer Akutstation im Spital Thurgau. Schon in ihrer Diplomarbeit hat sie sich mit dem Thema Hoffnung auseinandergesetzt.

Michaela Hans

Hoffnung vermitteln im Pflegeprozess

Michaela Hans
Hoffnung vermitteln im Pflegeprozess

1. Auflage 2020
better care 9
ISBN Print 3-88414-936-2
ISBN PDF 978-3-96605-012-8
Bibliografische Information der Deutschen Nationalbibliothek
Die Deutsche Nationalbibliothek verzeichnet diese Publikation
in der Deutschen Nationalbibliografie;
detaillierte bibliografische Daten sind im Internet
über http://dnb.d-nb.de abrufbar.

Alle Arbeitsmaterialien stehen im Internet zum Download zur Verfügung
unter https://psychiatrie-verlag.de/product/hoffnung-vermitteln-im-pflegeprozess/

Weitere Bücher zum Umgang mit psychischen Erkrankungen
unter: www.psychiatrie-verlag.de.

© Psychiatrie Verlag GmbH, Köln 2020
Alle Rechte vorbehalten. Kein Teil des Werkes darf
ohne Zustimmung des Verlags vervielfältigt, digitalisiert
oder verbreitet werden.

Lektorat: Karin Koch, Köln
Umschlagkonzeption und -gestaltung: GRAFIKSCHMITZ, Köln,
unter Verwendung einer Fotografie von Fotoline / photocase.de
Typografiekonzeption und Satz: Iga Bielejec, Nierstein
Druck und Bindung: MedienHaus Plump, Rheinbreitbach

Downloadmaterial

- Der Hoffnungsbaum
- Die Gesprächsleitschemen HOPE und GRACT mit möglichen Fragen
- Die Gesundheitsdiagnose »Hoffnung haben« – ein Vorschlag mit Definition, Pflegezielen, Evaluationskriterien, Maßnahmen und Interventionen

Weitere Materialien

Zürcher Ressourcen Modell

Das Zürcher Ressourcen Modell (ZRM®) ist ein Selbstmanagement-Training, das von Dr. Frank Krause und Dr. Maja Storch entwickelt wurde. Es wird laufend durch wissenschaftliche Begleitung auf seine nachhaltige Wirkung hin überprüft. ZRM® bezieht systematisch kognitive, emotive und physiologische Faktoren mit ein. Durch eine abwechslungsreiche Folge von systemischen Analysen, Coaching, theoretischen Impulsreferaten und interaktiven Selbsthilfetechniken entwickeln und erweitern die Teilnehmenden ihre Selbstmanagement-Kompetenzen.
https://zrm.ch/
Die Bildkartei ist sehr geeignet, um Ressourcen zu identifizieren und ihre Stärkung zu motivieren: https://zrm.ch/bildkartei/

VIA-IS

Man geht davon aus, dass Charaktereigenschaften einen Teil der Persönlichkeit darstellen. Sie bleiben über verschiedene Situationen und Zeiten hinweg stabil, können sich jedoch durch Lebenserfahrungen weiterentwickeln. Wer seine Stärken kennt, kann sie auch gezielt ausleben und erfährt so ein sinnerfülltes Sein.
Persönliche Stärken von Patientinnen und Patienten kann man durch den Einsatz verschiedener Fragebögen sichtbar machen. VIA-IS, ein Fragebogen mit 240 Items, stellt ein Standardinstrument zur Erfassung von Charakterstärken dar und kann vielseitig eingesetzt werden. Die deutschsprachige Version des VIA-IS kann kostenlos auf der folgenden Internetseite bearbeitet werden (inkl. Rückmeldung): http://www.charakterstaerken.org

PRISM

PRISM (Pictorial Representation of Illness and Self Measure) ist ein 1995 von Prof. Stefan Büchi (Universität Zürich) und Prof. Tom Sensky (Imperial College, London) entwickeltes Instrument zur Visualisierung von Lebensqualität und Leidensdruck bei Patientinnen und Patienten. Es erschließt sich fast intuitiv und ist ein sehr niedrigschwelliges, effektives Instrument zur Beschreibung der seelischen Verfassung.
http://www.prism-coop.ch/prism-instrument.html

Geleitwort

Beim Lesen des Manuskripts fiel mir der Kastanienbaum ein, der Anne Frank aus ihrem Versteck heraus Hoffnung geschenkt hatte. Auf den Holzdielen sitzend, auf den Innenhof blickend, betrachtete sie ihn jeden Abend. Wenn die Sonne schien, glitzerte der Tau silbrig in den Ästen und Blättern. Dann vergaß sie für diesen einen Moment die Angst vor dem Entdeckt-Werden.

Ein »Blattwerk« voller Wissen, kreativer Ideen, Arbeitsmodelle, pflegetherapeutischer Methoden und spannender Beispiele aus ihrem Pflegealltag schenkt uns nun Michaela Hans mit ihrem Buch »Hoffnung vermitteln im Pflegeprozess«. Die Hoffnung eines jeden Menschen ähnelt einem Baum. Sie wurzelt in der Haltung und den Interaktionen, die man diesem Menschen entgegen brachte und entgegen bringt. Das Wurzelwerk wächst oder schwindet über biografischen Erfahrungen und Erlebnissen. Der Stamm macht das aus, was der Mensch ist, worüber er sich definiert und was ihm wichtig ist. Die Krone zeigt die Zukunftswünsche, die Ziele und Lebensperspektiven, die ein Mensch für sich sieht.

Auch für Menschen mit psychiatrischen und somatischen Erkrankungen sind solche Hoffnungsbäume zu pflegen.

Pflegende begegnen täglich den Phänomenen Hoffnung und Hoffnungslosigkeit in ihrer Praxis. Sie düngen die Wurzeln. Sie stabilisieren die Stämme und sie umsorgen die Kronen der Lebensbäume. Michaela Hans bietet mit ihrem Buch Unterstützung, Zuspruch und neue Ideen für diese wichtige Arbeit.

Ein Hoffnungsbaum ist es auch, den Michaela Hans als Assessment- und Arbeitsinstrument vorschlägt, um mit Betroffenen zusammenzuarbeiten. Er kann ein sinnliches Erleben der eigenen Geschichte und Wünsche ermöglichen.

Michaela Hans »Blattwerk« ist ein Muss für jede Pflegefachperson, die sich schon einmal gefragt hat: Wie schaffe ich es, Hoffnung zu vermitteln?

Hoffnung ist nichts, worauf wir Menschen Anspruch haben. Hoffnung ist ein Geschenk. Hoffnung benötigt manchmal Mitmenschen, die dieses Geschenk stellvertretend machen. Manchmal müssen Pflegende die Hoffnung behalten, wenn Patientinnen und Patienten diese verlieren. Einmal sagte ein Betroffener zu mir: »Wenn ich spüre, dass die Pflegenden keine Hoffnung mehr haben, dass mein Leid besser wird, dann ist alles verloren.«

Trotzdem kommt es vor, dass Pflegende selbst die Hoffnung verlieren. Michaela Hans begreift Hoffnung-Vermitteln als eine Teamaufgabe: Sie bietet damit einen Ansatz, Hoffnung nicht nur für die Patientinnen und Patienten zu bewahren, sondern auch für sich selbst.

Manuela Grieser, Bern, für das Herausgeberteam

Vorwort: Von der Bedeutung der Hoffnung im Pflegealltag

Psychisch erkrankte Menschen leiden unter ihren Einschränkungen. Oft fällt ein selbstständiges Leben und Wohnen schwer oder ist vorübergehend sogar unmöglich. Negative Prognosen zum Verlauf einer Erkrankung und die oft erheblichen Nebenwirkungen von Medikamenten lassen die Umsetzung von Lebensträumen unmöglich erscheinen. Nicole Amrein, psychiatrieerfahrene Buchautorin und inzwischen Genesungsbegleiterin mit EX-IN-Ausbildung, beschrieb nach Tagen oder Wochen auf Station ihre Situation so: »Ich gehe davon aus, dass sich an der aktuellen Situation nichts ändern wird. Das Vorausschauen und das Auseinandersetzen mit der Zukunft lösen große Ängste und Hoffnungslosigkeit bei mir aus.« Diese inneren Zustände von Menschen mit schweren Erkrankungen können bis zu einer tief greifenden Apathie und Gleichgültigkeit dem Leben gegenüber führen. Dann kann eine Erkrankung sogar plötzlich zu einer Frage von Leben und Tod werden.

Hier ist schon zu erkennen, was Hoffnung bedeuten kann: nämlich eine Erwartung (Folkmann & Lazarus 1985), dass etwas besser wird, hier die psychische Gesundheit. Ist diese nicht mehr vorhanden, spricht man von Hoffnungslosigkeit.

Das ist natürlich nicht die einzige Definition von Hoffnung. Eine möchte ich zu Beginn noch hervorheben: Snyder (nach Hemann 2001, S. 113) bezeichnet Hoffnung als »einen Prozess des Nachdenkens und einer Motivation, ein Ziel zu erreichen«. Für psychisch erkrankte Menschen ist das Ziel die Genesung, englisch Recovery, für Fachpersonen die Begleitung des Recoveryweges, der wie beschrieben, mit einer inneren Motivation einhergehen muss.

Von Fachgremien wie der World Health Organization (WHO), deren europäischem Regionalkomitee und der Deutschen Gesellschaft für Psychiatrie und Psychotherapie, Psychosomatik und Nervenheilkunde (DGPPN) wird seit einigen Jahren gefordert, dass Gesundheitsorganisationen sich recoveryorientiert ausrichten und psychiatrische Dienstleister das Selbstmanagement der Klienten unterstützen sollen. So ist das Anstoßen eines Recoveryprozesses, dessen Leitmotiv Hoffnung auf ein möglichst eigenständiges Leben trotz Erkrankung ist, als Leitprinzip für mehr Teilhabe zu verstehen, wie sie die UN-Behindertenrechtskonvention (UN-BRK) fordert, deren Umsetzung mittlerweile in vielen Ländern und Gesundheitssystemen erklärtes Ziel ist.

Die Umsetzung dieser Forderung heißt auch, dass der Patient oder die Patientin am Behandlungsprozess zu beteiligen ist. Nicole Amrein meint: »Wenn man in einer Klinik nicht mehr weiterweiß mit mir, das verfügbare Angebot erschöpft ist und die Pflegenden, Ärzte, Therapeuten und Sozialarbeiter ratlos sind: Ich habe das drei Mal erlebt, und in jedem der Fälle stand man nicht dazu, sondern versuchte, mich ›zu beschäftigen‹. Ich kam mir dabei überflüssig vor, hatte aber nicht die Kraft, die Situation anzusprechen. In allen drei Fällen folgte nach längerer Zeit eine Verlegung in eine andere Institution, wo mit anderen Behandlungsansätzen weiter an mir gearbeitet wurde.« Recoveryorientierung heißt, mit den Patienten zu arbeiten, nicht an ihnen.

Aktuell laufen in den Kliniken viele Versuche, Recovery zu konzeptionalisieren (vgl. Zuaboni u. a. 2019). Obwohl die Anstrengungen vor allem der Pflegefachleute groß sind, Recovery zu leben, zu bewahren, zu vermitteln und auch in schwierigen Situationen die Hoffnung nicht aufzugeben – für den Patienten, die Patientin und für sich selbst –, gibt es viele Probleme, Stolpersteine und unbefriedigende Situationen für Betroffene und auch für Pflegefachpersonen.

Für die Evidenz der Recoveryorientierung gibt es Hinweise, sie ist aber noch nicht hinreichend belegt. In der ersten Fassung der S3-Leitlinie Psychosoziale Therapien bei schweren psychischen Erkrankungen 2013 heißt es, man erwarte davon, dass »das tägliche Handeln der professionellen Helfer beeinflusst wird und Grundhaltungen psychosozialen Wirkens durch zum Beispiel Recovery und Empowerment verändert werden.« Es wird aber auch kritisch erwähnt: »Obwohl der Einfluss der Recovery-Orientierung auf die Gestaltung der psychiatrischen Dienste wächst, besteht derzeit noch eine Unschärfe, was der Begriff bei verschiedenen psychischen Erkrankungen konkret bedeutet« (DGPPN 2013, S. 33).

In der zweiten Fassung der S3-Leitlinie Psychosoziale Therapien bei schweren psychischen Erkrankungen ist diese Unschärfe nicht verschwunden. Die Komplexität und Multidimensionalität des Recoverykonstrukts wird betont und die Umsetzung schon deshalb als Herausforderung beschrieben. Dennoch gibt es nun die Empfehlung: »Menschen mit schweren psychischen Erkrankungen sollten in ihrem individuellen Recovery-Prozess unterstützt werden. Neben gezielten evidenzbasierten Interventionen, die die Betroffenen im Rahmen ihrer individuellen Ziele und Wünsche unterstützen, sie in ihrer Autonomie

und Individualität stärken und die eine Inklusion in alle Lebensbereiche und Lebensqualität fördern, sollte in allen Bereichen der Versorgung eine Recovery-Orientierung entwickelt und gelebt werden« (DGPPN 2019, S. 36).
Kritiker der Recoveryorientierung betonen einen Mangel an Klarheit, aber auch eine Realitätsferne bzw. die Gefahr einer zu optimistischen Beurteilung des Verlaufs schwerer psychischer Erkrankungen. Aufgrund nicht gerechtfertigter Hoffnungen könne es auch leicht zu Enttäuschungen kommen.
Tatsächlich ist das Vermitteln von Hoffnung kein einfaches Unterfangen für Pflegefachpersonen. Sie sind gefordert, Recoveryorientierung in der Praxis schlussendlich auf ihre Machbarkeit zu prüfen und stetig daran zu feilen. Entsprechende Interventionen müssen richtig ausgewählt und korrekt ausgeführt werden. Dafür braucht man fachliche und personale Kompetenzen, die eine Recoveryhaltung und den Willen zum Hoffnung-Vermitteln überhaupt erst ermöglichen. Es braucht aber auch die Bereitschaft von Pflegefachpersonen, sich persönlich für die Patienten zu engagieren und zu verstehen, was Hoffnungslosigkeit im Einzelfall bedeutet. Wer Hoffnung vermitteln will, benötigt Geduld und Ausdauer und ein sicheres Gespür, wann die betroffene Person wieder ihr eigener »Holder of Hope« (Hoffnungsbewahrer) sein kann (Amering & Schmolke 2012, S. 78).
Ohne Hoffnung gibt es keinen Recoveryprozess. Recovery soll hier deshalb definiert werden als der persönliche Glaube daran, dass Genesung möglich ist.
Hoffnung finden und erhalten bedeutet laut der S3-Leitlinie (DGPPN 2019, S. 51) unter anderem:

- Probleme erkennen und akzeptieren,
- sich um Veränderungen bemühen,
- Konzentration auf individuelle Stärken,
- Orientierung in die Zukunft,
- Setzen von Prioritäten,
- Würdigung kleiner Erfolge,
- Glaube an sich selbst.

Als weitere wichtige Elemente von Recovery werden gesellschaftliche Teilhabe, Selbstbestimmung, Lebensqualität und die Bewältigung von Stigmatisierung beschrieben. Diese Elemente sind gezielt im Behandlungsprozess zu berücksichtigen.
Ein zentraler Aspekt von Recovery ist das Empowerment, die Selbstbefähigung. »Empowerment kann unterstützt werden, indem den Betroffenen Selbstbestimmung zugetraut wird und sie in ihren eigenen Wünschen, Zielen und

Entscheidungen bestärkt werden« (DGPPN 2019, S. 49). Das setzt voraus, »die Rechte der Betroffenen auf Autonomie und Selbstbestimmung zu respektieren und eine aktive Beteiligung an der Behandlungsgestaltung zu unterstützen« (DGPPN 2019, S. 58 f.). Erst die Rückgewinnung von Handlungsfähigkeit macht es möglich, wieder Hoffnung zu schöpfen. Damit ist eine ganz neue Haltung von Fachpersonen im Umgang mit den Patienten und Patientinnen notwendig.

Für Nicole Amrein zeigt sich Hoffnung bei Fachpersonen, »die nicht aufgeben, auch wenn jemand zum fünften oder sechsten Mal eingewiesen wird. Sie zeichnen sich dadurch aus, dass sie einem beim Zuhören ungeteilte Aufmerksamkeit schenken, Humor haben und Stimmungen sehr gut einschätzen und damit umgehen können«.

Damit Hoffnung-Bewahren sich als Recoveryhaltung bei Pflegefachpersonen entwickeln und verfestigen kann, braucht es den Mut und die Kraft, das Leid der Betroffenen zu sehen und sich trotz der Arbeitsroutine davon berühren zu lassen, ohne selbst in Hoffnungslosigkeit zu verfallen.

Um Hoffnung zu vermitteln, muss man wissen, wie Hoffnung und Hoffnungslosigkeit entstehen. Man braucht nicht nur die Fähigkeit, Krankheiten und ihre Symptome zu erkennen, sondern muss auch die Wechselwirkungen mit Umwelt und persönlichen Faktoren verstehen. Hinzukommen sollten Wissen über Lernfaktoren, Lernmethoden und Ressourcengenerierung, kritisches Denken und die Fähigkeit, all dieses Wissen und Können gezielt und in individuell passenden Formaten den Patientinnen und Patienten zugänglich zu machen.

Fachliche Kompetenzen sind jedoch nur in Kombination mit menschlicher Herzenswärme wahre Hoffnungsträger. Ebenso wichtig ist ein Kultivieren von Herzensgesten. Das kann beispielsweise in passenden Momenten ein Händedruck oder eine andere Berührung sein, vielleicht sogar eine Umarmung. Man kann auch sich selbst im Verlauf des Gesprächs ans Herz fassen, um seine Betroffenheit auszudrücken. Herzenswärme und Herzensgesten verhindern, dass Interventionen zu reinen Routinehandlungen werden, die keine lebendige Hoffnung vermitteln. Lebendige Hoffnung ist die Basis, auf der Lernen und Entwicklung stattfinden kann.

Mit diesem Buch ist die Hoffnung verbunden, dass Hoffnung-Bewahren und -Vermitteln zu einem kontinuierlichen Prozess des Gebens und Nehmens zwischen Betroffenen und Fachpersonen im Recoveryprozess führen. Die Interventionen, die Hoffnung vermitteln, sollten valide sein, nach Bedarf gezielt eingesetzt und evaluiert werden. Dazu ist das Verständnis der Bedeutung von Hoffnung für den Betroffenen notwendig, aber auch das Verständnis des

Gegenteils, nämlich der Hoffnungslosigkeit, da sich beide Phänomene gegenseitig beeinflussen und sogar gleichzeitig auftreten können.
Ziel des Buches ist es, über Hoffnung und Hoffnungslosigkeit unserer Patientinnen und Patienten zu reflektieren, bereits vorhandenes Wissen zu vertiefen, aber auch Stolpersteine zu benennen und kreative Lösungen zu finden helfen. Sicher können nicht alle Fragen zur Vermittlung von Hoffnung im pflegerischen Alltag beantwortet werden. Ich würde mich freuen, wenn Sie das Buch nutzen, Ihre eigenen Erfahrungen zu sammeln und sich regelmäßig mit anderen darüber auszutauschen, wie man Hoffnung im Pflegeprozess besser vermitteln kann.

Von der Haltung zum Handeln

Seit die Recoverybewegung das Hoffnung-Vermitteln von Pflegefachleuten als eine bewusste Intervention in der Arbeit mit den Patientinnen und Patienten verlangt, ergeben sich viele Fragen bezüglich der Umsetzung. Der Wunsch von Betroffenen, Hoffnung für sie zu bewahren und zu vermitteln, ist für Pflegefachleute leicht nachvollziehbar. Betroffene beschreiben immer wieder, dass die Hoffnung auf ein besseres Leben mit einer Erkrankung es ihnen überhaupt erst ermöglicht, von einem Tag zum nächsten zu leben, »bis jeder Tag ohne größere Katastrophen dem vorherigen hinzugefügt wird« (Amering & Schmolke 2012, S. 151). Die Pflegepraxis zeigt jedoch, dass Hoffnung ein komplexes Phänomen darstellt und immer individuell ist. Damit ist einerseits die Vielfalt der möglichen Interventionen groß, andererseits müssen sie zu der jeweiligen Person passen.

Für die Pflegefachperson ist das gezielte Vermitteln von Hoffnung nur möglich, wenn sie selbst vorher einen Prozess des Hoffnung-Schöpfens durchlaufen hat. Nur dann kann sie den Prozess auch für ihre Patienten in mehrere Richtungen anstoßen. Nach Jacobson und Greenley (2001) sind vier Aspekte von Recovery im therapeutischen Milieu, in Gruppenveranstaltungen und im Pflegeprozess zu suchen:

- Hoffnung (Ressourcenorientierung, individuelle Ziele, positive prognostische Einschätzung),
- Heilung (Selbstgefühl unabhängig von der Erkrankung finden, Selbstachtung, Selbstwertgefühl, Kontrolle),
- Empowerment (Autonomie, Verantwortung) und
- soziale Teilhabe (Inklusion).

Alle vier Aspekte gehen Hand in Hand und werden je nachdem, was gerade die individuelle Person oder die Gruppe benötigt, herausgestellt.

2015 fragte Dorothea Ambrosio Pflegefachpersonen aus der ambulanten psychiatrischen Pflege nach Situationen, in denen sie Hoffnung vermitteln konnten.

Beispiel »Ich arbeite mit einer Kundin, die seit 25 Jahren infolge eines Töffunfalls [Motorradunfalls] mit einer Hemiplegie im Rollstuhl sitzt. Sie hat ihren

Lebensmut verloren. Wenn sich in den nächsten zwei Jahren nichts für sie ändert, möchte sie zu EXIT gehen. Bis auf den Besuch der Mutter alle acht Wochen hat sie keine sozialen Kontakte. Sie hat Angst, etwas auszuprobieren, weil ein Nichtgelingen eine zu große Enttäuschung wäre. Wenn ich mit ihr arbeite – seit zwei Jahren bin ich ihre Bezugsperson und Vertrauensperson –, ist die Hoffnung MEINE Hoffnung, ich bin nicht sicher, inwieweit sie schon ihre Hoffnung geworden ist. Ich mache ganz banale Sachen mit ihr. Ich habe mit ihr Übungen zum Laufen gemacht, weil ich wissen wollte, wie weit die Hemiplegie sich auswirkt. Ich zeige ihr Spiele am Computer, damit sie sehen kann, dass ihr Gehirn noch lernfähig ist.« (Ambrosio 2015, S. 73)

Man sieht, zum Hoffnung-Vermitteln gehören auch die banalen Dinge, die Pflegende tun. Es scheinen alltägliche Routinen zu sein oder Selbstverständlichkeiten, und doch müssen sie bewusst als integraler Bestandteil einer komplexen Arbeit verstanden werden. Das Ziel ist, dass der begleitete Mensch sich selbst als eine eigenständig denkende und sinnvoll handelnde Person erlebt, Selbstwirksamkeit und Selbstwert erfährt. Noch ein Beispiel von Dorothea Ambrosio:

Beispiel »Ich betreue eine Kundin, die 35 Jahre alt ist. Sie ist unglaublich selbstunsicher, leidet an Versagensängsten, hat Stimmungsschwankungen und manchmal sogar suizidale Gedanken. Ich höre ihr zu, wenn ich bei ihr bin. Manchmal muss ich ihr sagen: ›Sie haben im Moment keine Hoffnung, das kann sich wieder ändern.‹ Ich begleite sie nach draußen, ich versuche mit ihr Unternehmungen zu planen. Ich wertschätze sie und wenn ich Unternehmungen von ihr würdige, sehe ich an ihrer Mimik und Gestik, dass es etwas Gutes auslöst. Sie sagt zu mir, dass sie Dinge tun kann, weil sie weiß, es ist jemand für sie da, der mit ihr den Weg geht. Sie ist froh, da ist jemand, der nicht mit ihr absumpft. Jemand, der probiert, mit ihr nach vorne zu schauen und ihr das auch zu vermitteln. Heute steht diese Kundin an einem anderen Ort als damals, als ich sie kennenlernte. Sie kann Termine selbstständig wahrnehmen, sie kann für sich kämpfen. Sie kann ›NEIN‹ sagen. Ich weiss nicht, ob ich das war, die das bewirkt hat.« (Ambrosio 2015, S. 75)

Die letzte Aussage ist typisch. Oft sind Pflegende unsicher, ob sie es sind, die mit ihrem Handeln eine Veränderung hervorrufen, weil diese nicht unbedingt sofort nach der Intervention eintritt und weil es für viele Interventionen einen langen Atem und auch Wiederholungen braucht. Wenn sich Pflegende kein Konzept für den Pflegealltag zurechtgelegt haben, rutscht das Thema schnell nach unten auf der täglichen Prioritätenliste.

Beispiel Ich begegne Frau M. im Gang der Abteilung der psychiatrischen Akutstation. Wir kennen einander gut, sie war schon mehrmals in der Klinik. Ihre lange, schwere Depression hat sie verbittert werden lassen. Sie schleicht gebückt, ihr Gesicht ist grau, ihr Blick dumpf. Sie kann nur sehr schwer am Morgen aufstehen und kämpft täglich mit dem Tagesprogramm. In der Klinik beginnen wir Mitarbeitenden mit der Patientin einen gemeinsamen Kampf gegen die Depression: tägliches Wecken; tägliches Motivieren, am Tagesgeschehen teilzunehmen; es ist harte Arbeit. Frau M. sagt, sie könne nicht mehr, ihr Körper mache nicht mehr mit. Manchmal frage ich mich, ob sie überhaupt noch mitkämpft oder ob wir Helfenden bereits alleine kämpfen.
Ich beginne meine Spätschicht: »Guten Morgen«, begrüße ich sie. Daraufhin muss ich mich schnell korrigieren, es ist Mittag und nicht Morgen. Ich entschuldige mich und sage, dass ich heute spät aufgestanden sei und die Zeit wohl nicht ganz im Griff habe. Frau M. beginnt schallend zu lachen: »Das gefällt mir!«, platzt sie heraus. Wir lachen beide und wir wissen, dass wir beide das Gleiche denken: Wie schnell kann man die Seite wechseln. Für eine kurze Begegnung hat die Patientin ihre Depression vergessen. Ihre Augen leuchten kurz auf, sie wirft beim Lachen den Kopf keck nach hinten. Ich sehe sie in einem ganz anderen Licht. Das ist eine andere Frau M.

Von diesen glücklichen Momenten gibt es viele im Pflegealltag. Ich sammle sie minutiös, einerseits für mich, weil ich weiß, dass auch ich keine unerschöpflichen Kräfte habe, und andererseits sammle ich sie für die Patientinnen und Patienten. Im nächsten Bezugspersonengespräch werde ich Frau M. fragen, ob sie sich an ihr Lachen im Gang erinnern kann.
Bei dem letzten Beispiel wurde auch ein kleiner Perspektivenwechsel von der Fachperson zugelassen, sie hat sich als Mensch nahbar gemacht. Von der Rolle der Fachperson zur Rolle des Mitmenschen wechseln zu können, ist ein wichtiger, obwohl in der Praxis vielfach nicht anerkannter Schritt zur Vertiefung der Beziehung zur Patientin (Prestin & Schulz 2011). Die eigene Erfahrung ist die beste Möglichkeit, etwas zu lernen, das gilt für die Fachperson genauso wie für die Patientin, weshalb es in solchen Situationen zu einem regen Austausch kommen kann. Damit wird die Pflegefachperson in mannigfaltigen Alltagssituationen zum Vorbild im positiven Denken (milieutherapeutischer Ansatz).
In der Beziehung mit den Patienten geht es um eine ständige Suche nach Gemeinsamkeiten, die bewusst dargestellt werden, sodass die Hierarchie, die zwischen Patient und Pflegefachperson natürlich vorhanden ist, auf ein Minimum abgebaut wird. Dafür braucht es von der Pflegefachperson auch die

Bereitschaft, Fehler und Schwächen einzugestehen. Im Fallbeispiel ist nur eine kleine Schwäche dargestellt, es gibt aber Momente, in denen es um viel mehr geht, um Verlust von Beziehungen, nicht aufgegangene Lebenspläne, Kränkungen, Lebensabschnitte von eigener Erkrankung oder Erkrankung von Angehörigen usw. Die Pflegefachperson kann eigene Themen in den Gesprächen mit den Patienten als Ermunterung für diese nutzen, von sich zu erzählen, und sie kann Hoffnung vermitteln, indem sie sich selbst dabei als hoffnungsvoll zeigt. Im Beispiel wird mit dem Einsatz von Humor über die eigene Schwäche reagiert.

Humorvolle Situationen muss man nicht abwarten, man kann sie auch schaffen. Geben Sie etwa bei Gruppenveranstaltungen auch einmal eine humorvolle Aufgabe: »Heute schauen wir den ganzen Tag nur auf die Fehler, die wir machen.« Warum? »Der größte Fehler, den man im Leben machen kann, ist, immer Angst zu haben, einen Fehler zu machen« (The Roycrafters 1927, S. 129). So können wir am Ende des Tages davon ausgehen, dass wir heute immerhin schon einen Fehler weniger gemacht haben.

Wer hoffnungsvoll denken gelernt hat, geht neben der Problemsuche auch auf die Suche nach anderen Wirklichkeiten. Für die Pflegefachperson bedeutet das eine Suche nach dem wahren Menschen hinter dem Menschen, der sich gerade in der Rolle des Patienten befindet. Voraussetzung dafür ist, kontinuierlich an sich selbst zu arbeiten, damit man als Pflegefachperson echt, unverfälscht und ungekünstelt auftreten kann. Man darf sich selbst und anderen nichts vormachen, sich nicht hinter einer Fassade der Professionalität verstecken oder vorgeben, ein Mensch zu sein, dem alles gelingt.

PRAXISTIPPS

- Arbeiten Sie nie ohne Konzept, sonst wird die Hoffnung vergessen.
- Werden Sie sich bewusst, dass es die einfachen Dinge im Alltag sind, die Großes bewirken können.
- Bei Menschen, denen das Sprechen über sich selbst schwerfällt, hat es sich bewährt, gemeinsam etwas zu tun: spazieren zu gehen, Spiele zu spielen usw.
- Wagen Sie einen Rollenwechsel von der Fachperson zum Menschen; zeigen Sie, wer Sie sind.
- Stellen Sie in der Beziehung zum Patienten oder zur Patientin sicher, dass eine offene und ehrliche Kommunikation möglich ist.
- Stellen Sie im Routinealltag sicher, dass Sie jederzeit ansprechbar sind. Treffen Sie Vereinbarungen, wie das im hektischen Stationsalltag möglich ist.

- Halten Sie sich so oft wie möglich in den Gemeinschaftsräumen auf, damit Sie als Teil der Gemeinschaft auch wahrgenommen werden.
- Pflegen Sie Small Talk, freundliche Blickkontakte, zustimmendes Kopfnicken.
- Wenn Sie mit einem Patienten sprechen, denken Sie daran, dass sein derzeitiges Patientsein nur einen Teil seiner Persönlichkeit darstellt.
- Hoffnung ist das Verbindungsglied zwischen dem Jetzt und der Zukunft. Suchen Sie dieses Verbindungsstück im gelebten Alltag mit dem Patienten, indem er sich Ziele setzt.
- Therapie heißt Lernen. Lernen Sie auch von den Patienten, sodass beide Seiten voneinander profitieren können.
- Nutzen Sie Humor.
- Sprechen Sie offen mit Ihren Kolleginnen und Kollegen, was Sie machen und welche Haltung Sie vertreten. Vertrauen Sie darauf, dass Ihr Team eine hoffnungsvolle Atmosphäre schaffen kann.

Das therapeutische Milieu eignet sich hervorragend, um Hoffnung zu vermitteln und Kreativität zu fördern. Bei vielen Tätigkeiten auf der Station lassen sich Gemeinsamkeiten leben, was einen Beziehungsaufbau leicht und natürlich vonstattengehen lässt. Leider wird das Pflegen des therapeutischen Milieus im Zeitdruck oft vergessen oder ist erst gar nicht in den Stationskonzepten – besonders von Akutstationen – vorgesehen. Dagegen kann man als Pflegekraft dennoch etwas tun, wenn man daran denkt, dass nicht zuletzt wir selbst es sind, die durch Haltung, Sprache und Auftreten eine hoffnungsvolle Atmosphäre erzeugen können oder eben nicht (Hans 2012).

Hoffnung fällt nicht vom Himmel

Hoffen ist ein aktiver Prozess. Um hoffen zu können, muss man tätig werden und vor allem an sich glauben.
Bei hoffnungslosen Menschen ist oft eine starke Passivität, wenig Flexibilität und Kreativität zu beobachten. Diese Menschen sind oft in starren Denkmustern verhaftet. Viele haben als Kind, als Jugendliche und später als Erwachsene nicht gelernt, konstruktiv mit Schwierigkeiten umzugehen.
Wöchentlich diskutiere ich mit Patientinnen und Patienten darüber, was man gelernt hat, was man verlernt hat und weshalb es so schwierig ist, daran zu glauben, dass man eine Krise gut überstehen und vielleicht sogar gestärkt daraus hervorgehen kann. Die Gruppe heißt »Wege aus der Krise«. Wir reden darüber,

wie viele Krisen jeder Mensch in seinem Leben durchmacht und wie er seine Bewältigungsstrategien laufend verbessern kann, um Krisen zu bewältigen.
Viele Patientinnen und Patienten haben ein großes Bedürfnis nach einem sorgenfreien Leben. Krisen haben sie ausgeblendet. Die Erfolgs- und Glücksversprechungen der Werbung und das allseits geforderte optimistische Denken haben ihnen nicht geholfen, realistisch ihr Leben zu betrachten, schwierige Situationen auszuhalten und durchzuhalten. Vielen ist nicht klar, dass Krisen zum Leben dazugehören. »Ich habe mich immer mit den erfolgreichen Kollegen verglichen«, erzählt ein Patient, »die haben immer alles im Griff«. Dass Krisen persönliches Wachstum bedeuten können, klingt logisch, aber erfahren haben viele Betroffene es noch nicht. »Ein gesunder Mensch hat keine Krise«, behauptete gar eine Patientin. Krisen sind unangenehm und stören die alltägliche Routine. Und Krisen brauchen Zeit, um sich neu zu sortieren und neu aufzustellen.
Es ist auffällig, dass oft erst beim Ausbruch einer Erkrankung begonnen wird, darüber nachzudenken, woher denn die menschlichen Kräfte kommen, Schweres zu tragen und auch zu überwinden. Krankheit und Krisen sind ein Teil unseres Lebens, das ist wohl die schlechte Botschaft. Die gute Botschaft ist jedoch, dass es ein Mittel gibt, wie man besser damit umgehen kann. Das Mittel heißt »Hoffnung«.
Aber Hoffnung fällt nicht vom Himmel. Hoffen muss gelernt sein und stets aktiv in den verschiedenen Lebensphasen ergriffen werden. In der Kindheit bekommt man eine Reserve dieser Kraft mit auf den Weg. Es ist, könnte man sagen, einerseits eine von der Natur geschenkte Kraft und andererseits etwas, das von außen durch Bezugspersonen vermittelt wird. Später muss der Mensch diese Kraft selbst immer wieder aktivieren und entwickeln, denn sie ist nicht unerschöpflich.
Lebensumstände lassen oft Zweifel aufkommen. Lebensziele junger Menschen sind ganz andere als die älterer: Statt der Suche nach einem geliebten Menschen kann dann eine Trennung von einem geliebten Menschen anstehen, der Verlust eines Arbeitsplatzes oder der Umgang mit einer chronischen Krankheit. Dann gilt es, die Dinge erst zu akzeptieren, bevor man wieder hoffen kann.
Aber nicht nur die Lebensumstände ändern sich, auch Werte. Werte bieten eine Orientierung im Leben, geben dem Einzelnen Halt und Sicherheit. Oft wird erst in einer Krise klar, dass erst wieder Hoffnung geschöpft werden kann, wenn persönlich stimmige Werte gefunden sind und gelebt werden können. Wer in Krisen keine Möglichkeit hat, auf für ihn wichtige Werte zurückzugreifen, z. B. familiäre Verbundenheit, verlässliche Freundschaft, dem fällt es schwer,

Hoffnung zu entwickeln. Dies kann sogar zu einer existenziellen Bedrohung führen, denn Hoffnungslosigkeit macht passiv, fühlt sich eng an, schottet von schmerzlichen Gefühlen ab und macht unflexibel. Hoffnung hingegen aktiviert eine Person, erzeugt Weite in Haltungen und Anschauungen, lässt schmerzliche Gefühle zu und macht flexibel (vgl. Abbildung 1).

Abbildung 1 **Grundlegende Wirkung von Hoffnung und Hoffnungslosigkeit**

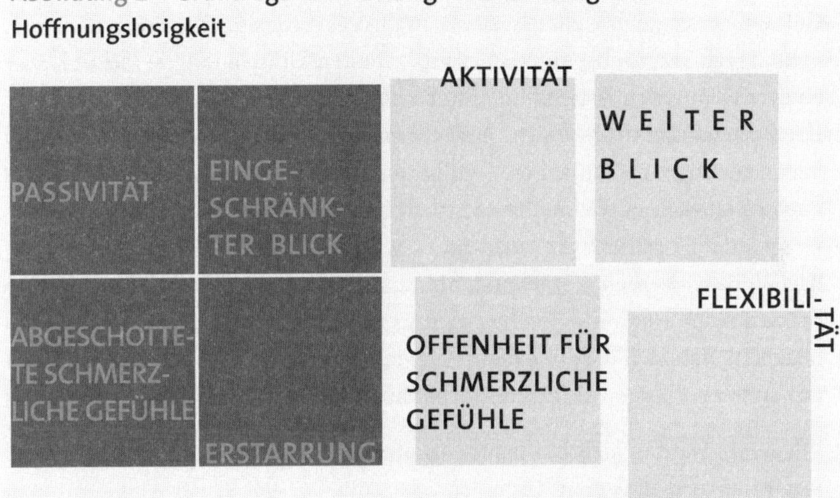

Innere Werte sind die Gründe, warum wir etwas tun oder nicht tun. Sie sind oftmals unbewusste Antreiber. Eine Werteklärung steht an, wenn Unklarheit oder Unzufriedenheit besteht, sei es bei der Arbeit, in der Beziehung oder in der Familie. Werteklärende Fragen lassen Menschen ins Nachdenken kommen, was sie zu ihrem konkreten Thema tun oder tun könnten, damit sie zufriedener werden.

Beispiel Frau S. litt seit zwei Jahren unter psychosomatischen Beschwerden, die sich bis zu Panikattacken gesteigert hatten. Als sie in die Klinik kam, lernte sie, mit ihren Symptomen wie Kribbeln, Schweißausbrüche und innere Unruhe umzugehen, aber es gab keinen anhaltenden Erfolg. Frau S. wurde von Mal zu Mal verzweifelter und hoffnungsloser. Nach jeder kleinen Verbesserung kam jeweils ein herber Rückschlag, neue Symptome flammten auf. Bald gab es

keinen symptomfreien Tag mehr, für die Pflege wurde es immer schwieriger, etwas Hoffnungsvolles zu sehen und zu kommunizieren. Die Patientin wurde immer hilfloser, fühlte sich aber gleichzeitig auch ohnmächtig und wütend.
Schließlich fragte die Bezugspflegerin die Patientin: »Gibt es etwas in Ihrem Leben, was sie ebenso wütend und ohnmächtig werden lässt wie Ihre körperlichen Symptome?« Daraufhin erzählte die Patientin, dass sie seit zwei Jahren mit großen Schwierigkeiten an ihrem Arbeitsplatz zu kämpfen habe und daher diese Gefühle sehr gut kenne.
Gefragt, ob sie denn vielleicht etwas an ihrer Arbeitssituation ändern könnte, meinte Frau S. zunächst nur, es sei zu spät für eine Umschulung, sie selbst könne an der verfahrenen Arbeitssituation nichts mehr ändern.
Die Bezugspflegerin ließ sich nicht entmutigen. Allein die Frage, was ihr im Leben wichtig sei, löste weitere Gefühle aus, worüber gesprochen wurde. Nach kurzer Zeit war man beim Thema Selbstkonzept angelangt, und Frau S. konnte verschiedene Perspektiven zulassen. So wurde sie sukzessive von ihren somatischen Beschwerden weggelenkt, hin zu den wirklich wichtigen Fragen ihres Lebens. Auch wenn die Beschwerden nicht sofort verschwanden, war zu beobachten, dass sich die Stimmung von Frau S. aufhellte und sie bereit war, sich mit anderen Themen als ihrem Körper auseinanderzusetzen. <

Pflegende werden sich bei jedem »hoffnungslosen Fall« auf ihre Intuition, ihre Erfahrung und ihr Wissen verlassen müssen. Auf keinen Fall kann man ein Rezept für Hoffnung ausstellen. Es gibt für den Einzelfall auch keine allgemeingültigen Prinzipien, auf die man zurückgreifen kann. Die allgemeinen Prinzipien können nur Anregungen sein.
Damit ist es nicht immer einfach, richtige, für die einzelne Person Sinn machende Interventionen anzustoßen. Der Hoffnung in Krisensituationen auf die Spur zu kommen, kann nur eine gemeinsame Aufgabe von Patienten und Pflegefachkräften sein. Nicht selten ist es ein ständiges Abwägen, ob die aktuelle Situation zu akzeptieren ist oder sich die kämpferische Auseinandersetzung lohnt. Klar ist, dass man als Pflegefachperson in solchen Prozessen größtmögliche Toleranz walten lassen muss. Nur ein Hinführen zu den ureigensten Bedürfnissen, Werten und Stärken kann Patienten zurück auf einen Weg der Hoffnung führen.
Ein Pflegegespräch über Werte ist kein Problemlösungsgespräch. Es geht nicht um Lösungen, sondern darum, wieder das Gefühl zu bekommen, eine Wahl zu haben. Durch diese wieder wahrgenommene Entscheidungsfreiheit entsteht für die Patienten und Patientinnen Hoffnung.

PRAXISTIPPS

- Versuchen Sie, herauszufinden, warum sich die Person verletzt oder schuldig fühlt, welche Werte und Haltungen dahinterstecken.
- Viele Dinge werden aus reiner Gewohnheit heraus getan. Klären Sie, ob das Verhalten der Person wirklich vereinbar ist mit ihren Überzeugungen, Zielen und Prioritäten.
- Arbeiten Sie mit der Person an den Konsequenzen eines Lebens nach den bisherigen Werten und möglichen anderen. Ist die Person bereit, die jeweiligen Konsequenzen zu tragen?
- Innere Werte und Lebensqualität sind eng miteinander verbunden. Wer seine Werte nicht leben kann, verliert an Lebensqualität. Ist das der Person bewusst?

Sind die gelebten oder angestrebten Werte wirklich die eigenen? Welche Werte haben die Eltern oder wichtige Bezugspersonen gelebt? Welche Werte herrschen zu dem Thema in der Gesellschaft? Laden Sie die Person ein, darüber nachzudenken, ob sie nach ihren Werten handelt oder nach denen anderer. Dies kann der Person helfen, Unvereinbarkeiten und Widersprüche aufzudecken und neue Werte und Verhaltensweisen zu etablieren.

Howard Kirschenbaum (2014): Werte klären in Psychotherapie und Beratung. Strategien für das Einzel- und Gruppensetting. Weinheim u. Basel: Beltz.
Das Buch bietet ein breites Spektrum an Techniken, Strategien und Methoden an, um über Werte ins Gespräch zu kommen.

Durch die Verbindung von Werten und Zielen entsteht Lebenssinn (Kirschenbaum 2014). Hoffnungslose Menschen erkennen keinen Sinn in ihrem Leben und meinen, ihre Lebensziele nicht realisieren zu können. Bei jungen Menschen gilt es oft, diesen Lebenssinn erst zu finden, damit hoffnungsvolle Zukunftsbilder überhaupt entstehen können. Wer seine Werte kennt und sie ausleben kann, verfügt über Entscheidungsklarheit, Ziele und Tatendrang.

Ein Phänomen, das man sinnlich wahrnehmen kann

Um das Phänomen Hoffnung zu verstehen, muss man auch über das Gegenteil, die Hoffnungslosigkeit, Bescheid wissen. Bei Menschen, die in eine psychiatrische Klinik kommen, um sich Hilfe zu holen, zeigt sie sich oft in zwei Aspekten: in Hilflosigkeit, die sich aus mangelnden Selbstwirksamkeitserfahrungen speist, und in fehlender Sicherheit und Zuversicht.

Beispiel Frau M. nimmt mit niedergeschlagenen Augen das erste Mal an einer Gruppe teil. Das heutige Thema »So lange wir leben, lernen wir« habe ich insgeheim für sie gewählt.
Wir sprechen über Ressourcen und tauschen uns darüber aus, wie sie einzusetzen sind. Es wird gelacht, weil eine Patientin scherzhaft bemerkt, dass »Lismen« (Stricken) ihr wohl beim Ausfüllen der Steuererklärung nicht helfen wird. Es gilt also, eine andere Ressource hervorzuholen oder eine neue zu erlernen.
Ich frage Frau M. nach ihren Ressourcen. Sie antwortet mürrisch, keine mehr zu haben. Frau M. befindet sich in einer Sackgasse, sie ist mit ihrer Energie und Kraft schlichtweg am Ende und fühlt sich von jedem alleingelassen. Das sage ich ihr auch so. Sie nickt.
Es scheint, als ob sie sich nicht einmal mehr an positive Ereignisse aus ihrer Biografie erinnern kann. Deshalb bitte ich Frau M. um Erlaubnis, die Gruppe zu autorisieren, ihre Ressourcen für sie zu beschreiben. Dem kann sie zustimmen. Eifrig sind alle bereit, Ressourcen zu finden, die Frau M. beschreiben könnten. »Du bist immer freundlich, hilfsbereit, hartnäckig ...« Frau M. ist nun hellwach, sie schaut in die Runde, lächelt hier und da, hin und wieder nickt sie oder scheint abzuwägen, ob die Attribute stimmen könnten. Plötzlich meint sie: »Nein, das kann nicht sein!« Sie wird verlegen, errötet und doch schmunzelt sie beständig vor sich hin. Etwas hat sich im Gespräch mit der ganzen Gruppe bei ihr verändert. Man sieht ihr an, dass sich positive Erinnerungen zu regen beginnen.

Wer Hoffnung vermitteln will, muss in jedem Einzelfall in Erfahrung bringen, was für die Person Hoffnung bedeutet. Dazu können verschiedene Techniken angewandt werden, in der Gruppe (wie oben) und im Einzelgespräch. Der Prozess sollte gezielt gestaltet, evaluiert und dokumentiert werden.
Abbildung 2 zeigt ein Beispiel, wie man aus der Biografie heraus mittels eines Hoffnungsbaums Zukunftsvorstellungen erarbeiten kann.

Abbildung 2 **Der Hoffnungsbaum einer Patientin**

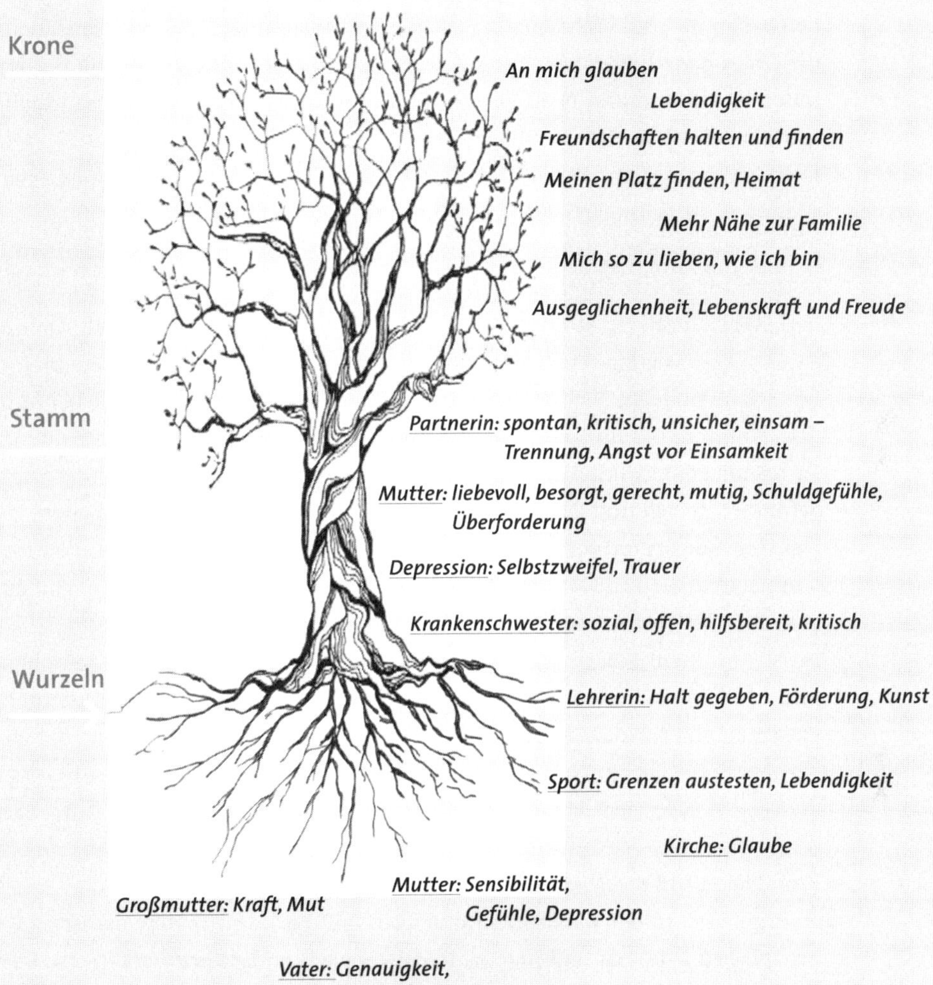

Im Downloadmaterial des Buches finden Sie eine Kopiervorlage mit möglichen Fragen für ein strukturiertes Interview.

Beim Hoffnungsbaum stellen die Wurzeln die Erfahrungen dar, die die Person geprägt haben, im positiven wie auch im negativen Sinn. Dazu gehören auch einzelne Menschen oder Gruppen, die der Person etwas für ihr Leben mitgegeben haben. Es sind Menschen, die die Person bewundert hat, oder Menschen, die etwas ganz Besonderes für sie getan haben. Diese Eindrücke, die tief im Inneren schlummern, beeinflussen die Person zwar schon seit der Kindheit, sind ihr im Alltag aber nicht bewusst.
Der Stamm zeigt, was die Person aktuell macht und wie sie sich definiert. Hier steht, was ihr gelungen ist im Leben und womit sie gerade kämpft.
Die Krone des Baumes stellt die Zukunftswünsche der Person dar. Hier wird notiert, was sie benötigt, um die verschiedenen Bereiche (Beziehungen, Wohnen, Arbeit, Freizeit) so zu gestalten, wie sie sich ihre Zukunft vorstellt. Damit ist auch klar, was sie verändern will, was Hoffnung für sie konkret bedeutet.
Für meine Kollegin Nicole Bugner z. B., auch Pflegefachfrau, ist die Arbeit mit dem Hoffnungsbaum ein einfaches, aber erfolgreiches Assessmentinstrument. Sie hat mit dem Hoffnungsbaum einen ihrer Persönlichkeit entsprechenden Weg gefunden, gezielt und doch sehr individuell mit den Patienten zu arbeiten.
Der Hoffnungsbaum verbindet eine Form der Biografiearbeit mit der Erfassung von persönlichen Zielen. Die Zeichnung ist selbsterklärend, ihre Einfachheit besticht. Der Baum wird von den Patientinnen und Patienten sofort als Lebensbaum identifiziert. Der Lebensbaum ist bei vielen Völkern in Märchen und Mythen zu finden und kann daher auch in der Arbeit mit Migranten gut eingesetzt werden. Die Patienten verstehen ohne lange Erklärung sofort, worum es im Gespräch gehen soll. »Das Gespräch kommt gleich in Gang, die Geschichten sind lebendig«, berichtet Nicole Bugner, »man muss nur die zentralen Stichworte aus den Geschichten heraushören und notieren«. Jeder Punkt kann in Folgegesprächen vertieft und ergänzt werden.
Sehr gut sind in der Baumzeichnung auch die Zusammenhänge der drei Lebensphasen Kindheit und Jugend, Berufstätigkeit und Alter zu erkennen, was die Arbeit zu den Hoffnungsbringern enorm erleichtert. Die Fragen zielen darauf ab, die Patienten nachhaltig zu befähigen, sich ihren Emotionen gegenüber zu öffnen und sie so anzunehmen, wie sie sind. Im besten Fall gelingt es, zwischen sozial vermittelten Gedankenmustern und eigenen Werten zu unterscheiden, sich von konstruierten Bildern über sich selbst oder andere zu befreien und sich mehr Klarheit darüber zu verschaffen, was für das eigene Leben wirklich wichtig ist.
Mit dem Hoffnungsbaum kann eine Person schnell in ihre eigene Geschichte eintauchen und Hoffnung wieder sinnlich erleben. Man kann je nachdem bei

dem einen oder anderen Punkt verweilen und ihn vertiefen, bis man zum nächsten übergeht. Das kann in einem Gespräch oder in mehreren geschehen. Letztlich geht es darum, die Patientin oder den Patienten mit den eigenen Werten zu verbinden und zu engagiertem Handeln zu bewegen.

Natürlich kann der Hoffnungsbaum im Verlauf der Behandlung immer wieder herangezogen werden, auch zur Evaluation. Die Veränderungen während des Behandlungsprozesses und neue Erkenntnisse werden notiert.

Hoffnung vermitteln braucht Arbeitsmodelle

Auch wenn Hoffnung-Vermitteln selbst auf kein geschlossenes theoretisches Konzept zurückgreifen kann, gibt es doch verschiedene Methoden und Modelle, vor allem aus der Psychologie und aus der Pflege selbst, auf die man unweigerlich stößt, wenn man versucht, ein Praxiskonzept zu entwickeln.

Eine klientenorientierte Haltung

In diesem Buch wird Hoffnung als eine grundlegend positive Haltung dem Leben gegenüber interpretiert, die Menschen in ihrer Verschiedenheit akzeptiert. Sie knüpft an die humanistische Psychologie an und nutzt Erkenntnisse der klientenorientierten Psychotherapie nach Carl Rogers. Diese geht davon aus, dass der Mensch von Natur aus gut ist und Gutes tun will. Wenn er psychisch erkrankt, ist dieses Selbstverständnis erschüttert und die Arbeit am Selbstwert sehr wichtig.

Eine klientenorientierte Haltung fördert Wachstum und Veränderung. Rogers (2004) hat einige Hypothesen aufgestellt, die Pflegefachkräfte in der Begegnung mit den Patientinnen und Patienten leiten können:

Jeder Mensch hat ein eigenes Wachstumspotenzial, das unter spezifischen Umständen freigesetzt werden kann. → Für die Aufgabe Hoffnung-Vermitteln bedeutet das, dem individuellen Wachstumspotenzial der Patientinnen und Patienten auf die Spur zu kommen und es zu aktivieren. Aus einer zuerst hoffnungslosen Situation eine hoffnungsvolle zu machen, erfordert Lernen und Werden. Um Patienten in diesen Prozess zu bringen, ist es wichtig, das Selbstverständnis jedes Menschen zu erfassen. Nur dann kann sein emotionales Erlebnisvermögen – eine Voraussetzung für Lernen und Wachstum – gefordert und gefördert werden.

Dazu können bewusst Augenblicke in der Kommunikation, von einfachen Begegnungen bis hin zu regelmäßigen Bezugspersonengesprächen, therapeutisch genutzt werden. Wer im Pflegealltag die Menschen beobachtet, sieht, wie sie sich weiterentwickeln, nur sie selbst merken es nicht. Sagen Sie der Person, was Sie sehen, das ist hundertmal besser als Lob.

Schulen Sie die Beobachtungsgabe der Patienten. Dazu eignen sich Gruppen gut, indem Sie z. B. die Gruppe auffordern, etwas an einer Person wahrzunehmen, etwa Freude im Gesicht, wenn etwas gelungen ist; Mut in der Stimme, wenn etwas für die Person wichtig erscheint. Fordern Sie die Person heraus, etwas zu tun, wovor sie Angst hat oder Bedenken, dass es gelingt. Bleiben Sie in angemessener Form hartnäckig, geben Sie, wenn notwendig, minimale Hilfestellung oder lassen Sie die Person bestimmen, wer ihr eine Hilfestellung geben könnte. Überlassen Sie etwa in der Kochgruppe gewisse Aufgaben bewusst zur Ausführung der gesamten Gruppe, beobachten Sie, wer die Führung übernimmt, wer zu etwas wie zustimmt oder ablehnt – dabei können Sie viel über das Verhalten der Personen lernen. Dann steuern Sie den Lernprozess, indem jede Person eine Aufgabe bekommt. Sie können beispielsweise die Rolle der Führung oder der Geführten austauschen, indem Sie zwei oder drei bestimmte Personen zusammenarbeiten lassen. So wird eine Kochgruppe für alle ein Lernfeld und macht obendrein noch Spaß.

Jeder Mensch kann sein reales Sein erfahren. → Patienten äußern Erleichterung, wenn sie endlich sie selbst sein können, frei von Erwartungen, die ihnen nicht entsprechen – und sei es nur für eine kurze Zeit. Deshalb sollten Patienten die Möglichkeit bekommen, die Wahrnehmung ihres Selbst zu aktualisieren. Für das Finden von Hoffnung ist das ein sehr wichtiger Prozess, denn die Art, wie jemand sich sieht, beeinflusst sein Denken, sein Wahrnehmen und schlussendlich sein Verhalten.

Die verschiedenen Auseinandersetzungen in der Gruppe oder in Bezugspersonengesprächen helfen Patienten, ihre introjizierten Wertvorstellungen zu erkennen und sie gegebenenfalls zu revidieren.

Ein einfaches Beispiel aus dem Stationsalltag zeigt, wie Patienten über ihre Krankheit hinauswachsen können. Das Stationskonzept sieht ein »Ämtli« (kleine Tätigkeit auf der Station) für die Patienten vor, das Ämtli nennt sich »Gotte« bzw. »Götti« (Patenschaft). Ein Patient oder eine Patientin, die sich bereits auf der Station auskennt, hilft neu ankommenden Patienten, sich dort zurechtzufinden. Hier werden auf natürliche Weise die Kompetenzen einer Person gestärkt, sie tritt nun nicht mehr nur in der Rolle des Patienten auf, sondern auch in der eines Helfers.

→ **Beispiel** Herr A. legte sich ins Bett, sobald keine angeleitete Aktivität auf der Station stattfand. Er meinte, dass er kein Thema habe, über das er mit den anderen sprechen könnte. Es fühle sich »blöd« und könne auch nicht nur über das Wetter reden.

Sein Bezugspfleger machte ihm den Vorschlag, eine Woche lang die »Götti«-Funktion zu übernehmen. Die Aufgabe eines Paten besteht darin, aktiv auf neu angekommene Patienten zuzugehen, um sie auf der Station einzuführen, ihnen z. B. zu erzählen, was unter den Patienten so üblich ist, was wo zu finden ist, wie man die Kaffeemaschine oder den Essenswagen bedient, und sie zu den verschiedenen Patientensitzungen, an die verschiedenen Orte mitzunehmen.
Herr A. war einverstanden, es zu versuchen, auch wenn es zunächst für ihn nicht einfach war: »Ich musste meine Scham überwinden. Ich glaubte tatsächlich, man würde merken, dass ich nicht richtig ticke. Stattdessen habe ich gemerkt, dass die Neuankömmlinge froh waren, dass sie mich jederzeit ansprechen konnten. Und ich war froh, dass es etwas gab, wozu ich etwas sagen konnte. Ich sah plötzlich, dass andere auch hilflos waren, nicht nur ich. Durch diese Arbeit lernte ich die Mitpatienten besser kennen, ich musste gar nicht immer reden, oft hörte ich einfach nur zu. Dadurch hatte ich plötzlich Themen, über die ich mit den anderen reden konnte. Meine Depression ist noch immer nicht besser, aber ich habe meine Sprache wiedergefunden.« <

Jeder Mensch möchte ein sensibles, nicht urteilendes Verstehen erfahren. → Die Pflegefachperson beobachtet und knüpft zunächst für den Patienten ein neues Begegnungsnetz, um ihm Augenblicke neuer Seinserfahrung zu ermöglichen. Der Patient erlebt durch eine Aufgabe wieder mehr Selbstbestimmung und Selbstständigkeit. Die Pflegefachperson thematisiert in den Bezugspersonengesprächen die Erfahrungen, die der Patient mit der ihm anvertrauten Arbeit macht. Sie steuert das Gespräch so, dass der Patient sensibel für das eigene Erleben wird, ohne sich ins Bett zu flüchten oder in ständiges Grübeln. Dann kann es nach Rogers zu einer maximalen Beziehungsoffenheit kommen, die eine Haltung von Kongruenz, Akzeptanz und empathischem Verstehen beinhaltet.
Im Hoffnungsprozess geht es darum, sich selbst zu finden, die eigenen inneren Prozesse besser zu verstehen und diese wohlwollend anzunehmen. Dazu helfen z. B. alle W-Fragen oder auch die Wunderfrage.
Patienten und ihr Tun dürfen ohne Weiteres hinterfragt werden, wenn sie sich selbst und das, was sie denken oder tun, verurteilen und entwerten. Arbeiten Sie auch hier mehr mit Fragen als mit Antworten, um das Reflektieren von Realitätswahrnehmungen und Interaktionen anzustoßen. Wenn Patienten etwa sehr hart über sich urteilen, sobald sie einen Fehler begehen, dann frage ich sie z. B.: »Wenn Ihre Tochter das Gleiche getan hätte, was würden Sie ihr sagen? Wie würden Sie sie trösten? Wie würden Sie sie ermuntern, es noch einmal zu

versuchen? Würden Sie ihren Mut anerkennen oder ignorieren? Können Sie sich vorstellen, das Gleiche zu sich selbst zu sagen?«

Für den Recoveryprozess ist die Beziehungsgestaltung wichtiger als die Symptombehandlung. → Die Beziehung zum Patienten entscheidet darüber, ob das Vermitteln von Hoffnung gelingt. Ist die Pflegefachperson beziehungsoffen sich selbst und dem Patienten gegenüber, so können Wissen, Erfahrung und Begegnung organisch ineinanderfließen. Die Zuneigung und Zuversicht der Pflegefachperson, gepaart mit dem Verständnis für die inneren Vorgänge des Patienten oder der Patientin, führen zu einem gemeinsamen Entwicklungsprozess, sodass Hoffnung nicht länger nur ein Wort, sondern eine Wahrheit darstellt.

Beziehungsoffen zu sein kann auch bedeuten, zuzugeben, wenn Sie selbst pessimistisch sind. Das könnte die Person wachrütteln, oder Sie erleben, dass die Person umgekehrt Ihnen Hoffnung gibt. Wenn Sie auf das Wesen des Menschen fokussieren, versuchen, ihn als einzigartige Person zu sehen, spielt das Symptom keine zentrale Rolle mehr.

Die Kennzeichen und Merkmale einer klientenorientierten, beziehungsoffenen Haltung sind:

- Authentizität und Kongruenz,
- wertschätzendes, vollständiges und bedingungsfreies Akzeptieren des Klienten und
- präzise einfühlendes Verstehen.

Authentizität kommt aus dem Griechischen und bedeutet Echtheit, Zuverlässigkeit oder Glaubwürdigkeit. In der Pflege ist die Übereinstimmung von Erfahrung, Bewusstsein und Kommunikation gemeint. Unter Kongruenz versteht man hier, dass man auch als Pflegefachperson in der Beziehung mit dem Klienten bzw. Patienten man selbst bleibt. Authentizität und Kongruenz ermöglichen es Pflegefachkräften, kreativ, flexibel, realistisch und mitfühlend auf Patienten zuzugehen und so ihre individuelle Entwicklung und die Gestaltung sozialer Interaktionen positiv zu beeinflussen.

Das Bemühen um Authentizität und Kongruenz ist ein fortlaufender Prozess. Je nach Situation, Rahmenbedingungen und persönlichem Entwicklungsstand ist das Bemühen um die Wahrnehmung und Klärung der eigenen Gefühle mehr oder weniger erfolgreich. Das heißt in Bezug auf unser Thema, dass sich Pflegende mit ihren eigenen Hoffnungen auseinandersetzen und erforschen, wie hoffnungsvoll sie selbst bezogen auf einzelne Patienten sind, wo sie Hoffnung bewusst einzusetzen vermögen oder wo es schwierig für sie ist.

Authentizität und Kongruenz sind Voraussetzung für echte Wertschätzung. Diese Patienten entgegenzubringen und zu äußern ist dann schwierig, wenn der Patient sich abschätzig äußert oder im Gespräch entwertend ist. Dies können aber Zeichen der Hoffnungslosigkeit sein und bedürfen der Aufmerksamkeit. Damit ist echte Anteilnahme am Leid des Menschen möglich, und das Spenden von Trost kann die Basis für eine vertrauensvolle Beziehung zum Patienten sein.

Gerade bei abwertenden Äußerungen ist das bedingungslose Akzeptieren nicht immer einfach. Dann gilt es, eine achtsame Haltung zu entwickeln, die den Patienten als oftmals defensiven, verletzlichen und innerlich zerrissenen Menschen wahrnimmt und ihn als solchen in seinem Sein anerkennt und zu verstehen sucht. Diese wertfreie, empathische Zuwendung ist ein Hoffnungssamen, den die Pflegefachperson dem Patienten von sich aus zur Verfügung stellt. Die Zuwendung ermöglicht es dem Patienten, sich selbst und die schwierige Situation, in der er steckt, radikal anzunehmen.

Einfühlsames Verstehen ist die Fähigkeit der Pflegefachperson, die Erlebnisse und Gefühle der Patienten und deren persönliche Bedeutung präzise und sensibel zu erfassen. So sind einzelne, oft unspektakuläre Wörter wie »eigentlich« als Schlüsselwörter zu erkennen, in deren Wortsinn eine Mitteilung verborgen ist, die es aufzudecken gilt. Die richtige Deutung des komplexen Sinngehalts ist einzigartig und privat. Es obliegt dem Patienten selbst, darin eine Offenbarung zu entdecken.

Beispiel Frau P. erzählt gern: »Mir geht es gut. Ich habe einen tollen Mann und meine Kinder haben Erfolg im Leben, es gibt keine Schwierigkeiten. Ich habe in meinem Leben alles, was ich brauche. Ich dürfte eigentlich nicht klagen. Ich habe nur eine Depression, wenn die weg wäre, dann wäre alles perfekt. Ich hoffe, dass die Medikamente bald wirken.«

Die Bezugspflegerin hakt nach: »›Eigentlich nicht klagen‹? Was bedeutet das? Warum verbieten Sie es sich, zu klagen? Und warum ist es »nur eine Depression«? Frau P. will sich nicht recht auf eine Diskussion einlassen, murmelt etwas von anderen Menschen, die es viel schwerer haben als sie. Die Bezugspflegerin insistiert in diesem Moment nicht, bleibt aber hartnäckig. Als einmal in einer Patientenrunde niemand bereit ist, den Abwasch nach dem gemeinsamen Kochen zu erledigen, meldet sich Frau P.: »Ich mache den Abwasch, ich bin ja gewohnt, das Aschenputtel zu sein.«

Das Stichwort »Aschenputtel« wird im nächsten Bezugspersonengespräch aufgenommen und im geschützten Raum besprochen. Es erweist sich als Hinweis

auf das Lebensgefühl der Patientin, ihr Selbstwertgefühl und den Lebenskontext, in dem sie steht.
Durch das Schlüsselwort kommen diverse Konflikte in der Familie zutage, und es wird deutlich, dass die Patientin sich in einem neuen Lebensabschnitt – das letzte Kind war von zu Hause ausgezogen –ihrer Bedürfnisse nicht bewusst war und diese somit nicht leben konnte. Nach der eher hilflosen Ausgangslage der Patientin, »Ich muss geheilt werden«, entwickeln sich nun aktive Fragestellungen wie: »Wer bin ich und was will ich?«. <

Das Erleben ist der wichtigste Weg, um etwas zu lernen. → Sich selbst als lernend zu begreifen, seinen ureigenen Weg zu finden und sich als wertvollen Menschen anzunehmen, egal in welcher Lebenssituation man gerade steckt, gehört zu den Kernbotschaften einer Hoffnung vermittelnden Haltung. Recoveryorientierte Pflegefachpersonen nehmen sich selbst und die Patientinnen und Patienten als individuelle Persönlichkeiten wahr. Im Kontakt sehen sie die Chance, einen gemeinsamen Zwischenraum zu gestalten, in dem Möglichkeiten entstehen, gemeinsam zu lernen und zu wachsen.

PRAXISTIPPS

- Beachten Sie Momente, in denen Sie sich dem Patienten nahe fühlen. Es kann ein Indiz für die Situation sein, in der er steckt. Vielleicht nehmen Sie etwas wahr, was Sie selbst schon einmal erlebt haben, was Sie womöglich verbindet. Oder Sie nehmen etwas wahr, von dem Sie lernen können.
- Teilen Sie Ihre persönliche Erfahrung mit dem Patienten, haben Sie den Mut, in Ihrer Rolle als Pflegefachperson authentisch zu sein.

Die Umsetzung der klientenorientierten Haltung ist immer, bei jedem Krankheitsbild und in jeder noch so verzwickten Situation möglich. Es kommt nur auf die Ziele an, die man sich als Pflegefachperson setzt. Diese sollten bewusst gesetzt und nicht zu hoch gesteckt werden und vor allem etwas mit den Zielen der Patientinnen und Patienten zu tun haben.
Im stationären Setting werden die milieutherapeutischen Strukturen, wie sie z. B. Edgar Heim (1985) oder das Safewards-Konzept (Löhr u. a. 2019) vorschlagen, nicht genügend für einen gemeinsamen Wachstumsprozess genutzt oder nicht sinngerecht umgesetzt. Auch einfache Gruppen wie Morgenrunde oder Stationsversammlung bedürfen vorher einer methodischen und didaktischen Überlegung und Planung und hinterher einer reflektierenden Nachbesprechung. Gerade in den Gruppen kommt die Haltung eines Pflegeteams,

ja der gesamten Klinik, zum Ausdruck, denn in Gruppen geht es immer um Tagesplanung (sprich: Stationskonzeptumsetzung), um das gemeinsame Zusammenleben (sprich: Hausordnung) und um die Gruppenteilnahme (sprich: Haltung dem Individuum gegenüber).
Letzten Endes muss jede Fachperson selbst die Frage beantworten, welche Haltung sie in ihrer Arbeit einnehmen will und an welchen Methoden sie sich orientieren mag, welche Haltung Hoffnung vermittelt und welche Haltung den Patienten vielleicht sogar Hoffnung nimmt. Dabei muss sie sich natürlich auch mit den Rahmenbedingungen ihrer Arbeit auseinandersetzen, den Vorgaben von Kostenträgern und Einrichtungen. Nicht nur Elke Prestin und Michael Schulz müssen feststellen, dass zwischen ökonomisch-funktionalistischer Denkweise und humanistischen Werten eine Inkongruenz entsteht: »Leidtragende sind auch diejenigen Mitarbeiter, die sich ehrlich um Empathie und persönliche Zuwendung bemühen. Es wäre zu wünschen, dass Patienten und engagierte Mitarbeiter gemeinsam für eine Psychiatrie eintreten, in der eine menschliche, persönliche, gegenseitig wertschätzende und damit heilsame Kommunikation selbstverständlich ist« (Prestin & Schulz 2011, S. 98).

Das Gezeitenmodell

Wenn auch Hoffnung stark auf einen positiven Ausgang einer Situation in der Zukunft fokussiert, so geht es doch ganz und gar um die Bewältigung der Gegenwart. Wer die Gegenwart und ihre Herausforderungen nicht anerkennt, ist stark auf Widerstand und Abwehr eingestellt und kämpft gegen die gegenwärtigen Gegebenheiten. Ein hoffnungsloser Mensch hat resigniert und keine Idee oder auch keine Kraft mehr für eine konstruktive Auseinandersetzung mit seiner Situation. Es ist keine Weiterentwicklung und kein Veränderungsprozess möglich, wenn unreife, maladaptive Abwehrmechanismen nicht aufgegeben werden. Deshalb müssen Probleme benannt und bestimmte Emotionen und Befürchtungen, die mit Vermeidungstendenzen zusammenhängen, spürbar gemacht werden, nur dann können sie durch reifere, adaptive Anpassungsmechanismen ersetzt werden. Es wäre eine unrealistische Hoffnung auf Genesung, wenn man meinte, die anderen würden sich ändern oder das Problem würde sich schon irgendwie von selbst lösen.
Die Entscheidung zur Veränderung muss aber jede Patientin und jeder Patient selbst treffen. Pflegende können sie nur unterstützen, tätig zu werden. Das moderne Gesundheitswesen stellt in dieser Hinsicht sehr hohe Ansprüche an

die Patienten, an ihr Gesundheitswissen und ihre Fähigkeit, selbstbestimmt und selbstwirksam zu handeln (siehe auch das Kapitel »Hoffnung und Würde bei Rückfällen bewahren«).

Aus der Praxis kennt man, dass Patientinnen und Patienten viele offene Lebensfragen haben. Eine Antwort von außen kann diese nicht nur nicht beantworten, sondern unter Umständen auch das Leid verstärken, wenn sich die Person mit einer Antwort nicht verstanden fühlt. Im Sinne von Recovery heißt Hoffnung in diesem Fall, Patienten dabei zu helfen, ihre eigenen Antworten zu finden, und sie dabei zu unterstützen, die Fragen auszuhalten. Manches Mal müssen auch erst die richtigen Fragen gefunden werden, damit es zu einer selbstständigen Lebensführung kommen kann.

Für die Selbstbefähigung von Patienten ist das Gezeitenmodell von Phil Barker und Poppy Buchanan-Barker (2013) hervorragend geeignet. Die darin dargestellten zehn Selbstverpflichtungen inspirieren Pflegefachkräfte zu einer positiven, empathischen, akzeptierenden und Hoffnung vermittelnden Grundhaltung. Zu jeder Verpflichtung gehören wiederum zwei Befähigungen. Insgesamt eröffnet sich so eine strukturierte Vorgehensweise, um sich professionell und menschlich gemeinsam mit dem Patienten in den komplexen Prozess der Hoffnungsbewahrung und Hoffnungsvermittlung einzulassen.

Zur Erinnerung die zehn Verpflichtungen mit den dazugehörigen Kompetenzen (nach Buchanan-Barker & Barker 2008):

1. Die persönliche Stimme wertschätzen:
   - der Geschichte eines Menschen aktiv zuhören;
   - den Patienten ermutigen, seine eigene Geschichte in seinen eigenen Worten festzuhalten.
2. Die Sprache respektieren:
   - Menschen unterstützen, sich in der eigenen Sprache auszudrücken;
   - dem Menschen helfen, sein Verständnis spezifischer Erfahrungen durch persönliche Geschichten, Anekdoten, Gleichnisse oder Metaphern auszudrücken.
3. Ehrliche Neugierde entwickeln:
   - Interesse an der Geschichte des Menschen zeigen, indem man nach weiteren Beispielen und Einzelheiten fragt;
   - dem Menschen zugestehen, seine Geschichte in seinem eigenen Tempo zu erzählen.
4. Zum Lehrling werden:
   - wo immer möglich, die Bedürfnisse, Begehren und Wünsche des Menschen im Pflegeplan dokumentieren;

- dem Menschen helfen, Probleme des täglichen Lebens zu identifizieren und anzugehen.

5. Verfügbare Mittel und Wege nutzen:
- dem Menschen helfen, seine Wahrnehmung zu schärfen für das, was ihm bei der Bewältigung von Problemen hilft oder nicht hilft;
- sich dafür interessieren, was der Mensch glaubt, welche Personen ihm bei der Auseinandersetzung mit Problemen helfen oder helfen könnten.

6. Den nächsten Schritt formulieren:
- dem Menschen helfen, den ersten Schritt in Richtung eines besseren Lebens zu identifizieren;
- gemeinsam herausfinden, was in der unmittelbaren Zukunft geschehen muss, damit dieser erste Schritt in Richtung eines Ziels getan werden kann.

7. Sich Zeit nehmen:
- dem Menschen bewusst machen, dass er ein Recht auf die Zeit hat, seine Bedürfnisse anzusprechen;
- den Wert der Zeit anerkennen, die der Mensch zu dem Pflegeassessment selbst beiträgt.

8. Persönliche Lebensweisheit enthüllen:
- dem Menschen helfen, seine persönlichen Stärken und Schwächen besser zu erkennen und sich weiterzuentwickeln;
- das Selbstvertrauen des Menschen stärken und damit seine Fähigkeit, sich selbst zu helfen.

9. Wissen, dass Veränderung immerwährend ist:
- den Menschen unterstützen, ein Gespür für die kleinsten Veränderungen im Denken, Fühlen und Handeln zu entwickeln;
- dem Menschen helfen, wahrzunehmen, wie er, andere oder bestimmte Ereignisse diese Veränderungen beeinflusst haben.

10. Transparent sein:
- sicherstellen, dass der Mensch zu allen Zeiten den Zweck aller therapeutischen und pflegerischen Prozesse kennt;
- dem Menschen Kopien aller Assessments und Pflegeplanungsdokumente zur Verfügung stellen.

📖 Phil J. Barker & Poppy Buchanan-Barker (2013): Das Gezeitenmodell: Der Kompass für eine recovery-orientierte psychiatrische Pflege. Bern: Hans Huber.

Das Gezeitenmodell mit seiner Schiffsmetaphorik ist sehr geeignet, günstige Strömungen (Hoffnungen) und ungünstige Winde (Umstände) mit den Patientinnen und Patienten zu identifizieren und den Prozesscharakter von Recovery herauszuarbeiten.

Lerntheoretische Elemente

Eine weitere Hilfestellung, um sich dem Phänomen Hoffnung zu nähern, bieten lerntheoretische Modelle. Sie unterscheiden sich deutlich von psychodynamischen Modellen, da sie nicht auf unbewusste Gedanken und Gefühle fokussieren, sondern sich mit direkt beobachtbarem Verhalten in aktuellen Situationen beschäftigen. Lerntheoretiker gehen davon aus, dass menschliches Verhalten im Wesentlichen das Ergebnis von Lernprozessen ist und dass überdauernde Verhaltensmuster zur Persönlichkeit eines Menschen gehören. Handlungsabsichten, Pläne und Erwartungen sowie Fähigkeiten zur Selbstreflexion ermöglichen ihm nicht nur zu handeln, sondern nehmen ihn auch in die Pflicht. Der Mensch ist nicht nur jemand, den Erfahrungen und Umwelteinflüsse beeinflussen, er ist auch selbst aktiv und verantwortlich für das, was er tut.
Hoffen zu können ist ebenfalls ein Lernprozess. Forscher schließen daraus, dass hoffnungslose Menschen das Hoffen wieder lernen können. Hierbei kann die Pflegefachperson verschiedene Methoden nutzen. Zwei sollen hier exemplarisch vorgestellt werden.
Positives Verhalten verstärken → Burrhus F. Skinner (1974) beschrieb die Wirksamkeit von Verstärkerplänen. Sie beruhen auf der bewussten Zielfokussierung und der anschließenden Belohnung bei Erreichen des Ziels. Wenn man einmal im individuellen Fall das Muster der Hoffnungslosigkeit und des dahinterliegenden Unglücklichseins erkannt hat, kann die Pflegefachperson mit dem Patienten ein erwünschtes Verhalten aufbauen.

→ **Beispiel** Bei Frau L. lautete das erwünschte Verhalten: »Ich stehe immer um 9:00 Uhr auf und schaue neugierig, was der Tag mir bringen kann.« Zu diesem Zeitpunkt verließ Frau L. maximal zum Essen und zu unregelmäßiger Körperpflege das Bett. Die Suche nach Kompetenzen der Patientin ergab, dass Frau L. gerne Rommy Cup spielte. Sie wurde von der Pflegefachperson in eine Gruppe eingebunden, indem die Pflegefachperson Mitspieler für Frau L. suchte und den Tagesablauf dahingehend organisierte. Dass Frau L. andere Mitspieler anlernen konnte, wurde als weitere Kompetenz erkannt und genutzt. Das Ziel der Pflegefachperson war es, dass Frau L. sich stärker akzeptiert fühlte und

Selbstwirksamkeit erlebte. Am Ende jedes Tages sollte Frau L. für sich notieren, was der Tag ihr gebracht und ob die Neugier sich gelohnt hatte. Nach zwei Wochen hatte sie eine ganze Liste von freudigen Ereignissen notiert.

Priming → Selbstmanagement als Entdeckungsreise zu den eigenen Fähigkeiten und Ressourcen bietet das Modell von Frank Krause und Maja Storch (2017), das an der Universität Zürich entwickelt wurde und darum Zürcher Ressourcen Modell (ZRM®) heißt. Es wird in einem späteren Kapitel noch genauer dargestellt. Hier soll ein Element daraus vorgestellt werden, das Priming.

Als Priming-Effekt wird in der Psychologie das Vorbereiten eines Reiz-Reaktions-Schemas bezeichnet, wobei der Eingangsreiz bestimmte erwünschte Assoziationen und Reaktionen auslösen soll. Dazu werden Automatismen aus dem Unbewussten aktiviert. Erinnerungsbilder oder Gegenstände, die mit positiven Emotionen verbunden sind, werden im Alltag gezielt platziert. Das Gehirn reagiert darauf, die neuronalen Netzwerke werden angeregt.

In unserem Fall sollen gute Gefühle und eine positive Haltung zum Leben über einen Gegenstand »geprimt« werden. Ziel ist es, durch einen vorbereitenden Reiz neuronale Muster zu aktivieren, die die kognitive Einordnung des Reizes in einem deutlicheren Rahmen bewirken, als dies bei Reizen der Fall ist, die nicht bahnend sind. Die Person reagiert anders, weil sie einen Primereiz unbewusst anders bewertet und so stärker angeregt wird, ihr Verhalten zu ändern.

Beispiel Frau P. wird von ihrem Bezugspfleger angehalten, Dinge aus ihrem Leben zu suchen, die eine positive Erinnerung in ihr auslösen, z. B. innere Bilder, die mit Geschichten aus ihrem Leben verbunden sind, Fotografien, Anekdoten aus der Kindheit, Kleider oder andere Gegenstände. Die Patientin wählt ihren Notenständer und ihre Flöten als Repräsentanten eines schönen Lebensabschnitts. Die Flöten symbolisieren für sie Leichtigkeit, Unbeschwertheit, Freude und Genuss der Musik, das Gefühl, behütet zu sein. Aber auch der Reiz des Übens und Lernens ist mit den Noten und den Flöte verbunden, weil Frau P. damals eine gewisse Meisterschaft erlangt hatte.

Im Gespräch mit dem Bezugspfleger kann sich Frau P. an immer mehr Einzelheiten erinnern, aber sie realisiert auch die Zeit, die seitdem vergangen ist. Sie hat zwanzig Jahre nicht mehr gespielt und ist fest davon überzeugt, nicht mehr spielen zu können. Die Flöte gehöre zu ihrer Vergangenheit, ebenso wie das Glücklichsein.

Eines Tages bringt Frau P. Notenständer und Flöten unerwartet mit in die Klinik. Sie zeigt ihrem Bezugspfleger die verschiedenen Flöten mit Stolz und streichelt sie liebevoll, während sie von früher erzählt. Damit dringt sie wie von selbst und ohne weitere Hilfe immer tiefer zu ihren eigenen Hoffnungsantreibern vor. Der Notenständer und die Instrumente, die fortan vor ihrem Bett stehen, werden zu Gegenständen ihrer täglichen Betrachtung. So kommt es, dass die Flöten zum Leitziel ihrer Behandlung werden: »Wenn ich wieder zu spielen beginne, dann habe ich es geschafft.« Nach drei Wochen spielt sie den ersten Ton. <

Erschaffen von inneren Bildern → Ganz ähnlich wie das Priming wirken innere Bilder. Mit inneren Bildern sind Selbstbilder, Menschenbilder und Weltbilder gemeint, »die wir in unseren Köpfen umhertragen und die unser Denken, Fühlen und Handeln bestimmen« (Hüther 2004, S. 9). Diese inneren Bilder sind Grundlage dafür, wie wir unsere Welt – bewusst und unbewusst – gestalten. Ein inneres Bild stellt für Hüther die »Beschreibung all dessen dar, was sich hinter den äußeren, sichtbaren und messbaren lebendigen Phänomenen verbirgt und die Reaktionen und Handlungen eines Menschen lenkt und steuert« (S. 17).

Wenn Patienten diese inneren Bilder fehlen und ihre Seele wie ausgetrocknet erscheint, kann die Pflegefachperson unter Zuhilfenahme eines Märchens oder eines Gleichnisses dabei helfen, das Denken wieder lebendig zu machen; erst dann wird es den Patienten wieder möglich sein, sich selbst lebendig zu fühlen. Beim Erzählen der Geschichte werden viele Gefühle wachgerufen, die positiven werden explizit hervorgeholt und durch die Aufforderung, weitere Details zu beschreiben, vertieft.

Unsere inneren Bilder beeinflussen unsere Gedanken. Dazu kommt eine emotionale Komponente, die uns antreibt und ein bestimmtes Verhalten auslöst. So werden positive Gefühle an Erinnerungen gekoppelt. Diese positiven Gefühle werden bei Gedanken an frühere gute Erfahrungen automatisch abgerufen, was den Wunsch nach ähnlichen Erfahrungen stärkt und gleichzeitig signalisiert, dass man sie machen kann.

PRAXISTIPPS

- Wer in der Pflegepraxis mit Aromaölen arbeitet, z. B. zur Stimmungsaufhellung, sollte gleichzeitig den Priming-Effekt nutzen und das Aromaöl mit einem positiven Gefühl verbinden. Dazu kann z. B. ein Bild, welches ein positives Gefühl auslöst, auf die Handy-Startseite geladen werden.
- Wer mit NADA (Ohrakupunktur) arbeitet, sollte die Behandlungsabfolge ritualisieren. Das Ritual wirkt mehr als tausend Worte und beeinflusst die Wirkung der Akupunktur positiv.

- Stärken Sie das Selbstvertrauen der Patienten, indem Sie mit ihnen kleine, erreichbare Teilziele setzen.
- Ermutigen Sie Patienten, sich bewusst für jedes erreichte Teilziel zu belohnen.
- Lassen Sie Patienten bewusst auf gute Erfahrungen aus der Vergangenheit zurückgreifen. Sie könnten ein Modell für Lösungswege sein.
- Auch andere Menschen können Vorbilder sein. Lassen Sie Patientinnen und Patienten nach Menschen suchen, die sie positiv beeinflusst haben, die sie bewundern.

Stärken fördern

Die Psychologie hat sich lange Zeit fast ausschließlich mit negativen Aspekten des menschlichen Erlebens und Handelns beschäftigt. Erst Martin Seligman und Kollegen legten ihren Forschungsschwerpunkt auf Faktoren und Prozesse, die es Individuen und Gemeinschaften erlauben, ein gutes Leben zu führen. In Zusammenarbeit mit dem amerikanischen Institut Values-In-Action (VIA) entwickelten sie einen Fragebogen zur Einschätzung von 24 psychologischen Stärken, die sechs Tugenden zugeordnet werden (Peterson & Seligman 2004). Die Forscher und Forscherinnen gehen davon aus: Wer seine Stärken auslebt, empfindet Erfüllung und erlebt sein Tun als sinnstiftend.

Persönliche Stärken und die Überzeugung, sie zu besitzen, können wieder mobilisiert werden. Wer negativ denkt, wird seltener aktiv. Seligman ist der Meinung, dass der Versuch, seine Schwächen zu korrigieren, nicht viel bringt. Vielmehr sollte man seine Stärken nutzen und ausbauen.

Dazu kann die Pflegefachperson eine Gruppenveranstaltung nutzen, um in das Thema einzuführen, und die Patientinnen und Patienten bitten, ihre Stärken einzuschätzen (siehe Abbildung 3, S. 44f.; der vollständige VIA-Fragebogen mit 240 Items findet sich auf https://www.charakterstaerken.org/.). Die fünf stärksten Merkmale kann man als Hinweis nutzen, was ausgelebt werden möchte.

In der Pflegepraxis hat es sich bewährt, hoffnungslose Patienten um die Einschätzung ihrer Stärken zu bitten. Aber auch die Rückmeldungen von Pflegefachpersonen und Mitpatienten können zur Arbeit an sich selbst anregen, um sich wieder als selbstwirksam zu erleben.

Martin Seligman wurde mit der Vorstellung der »erlernten Hilflosigkeit« bekannt (1979). Erlernte Hilflosigkeit ist ein psychologisches Konzept zur Beschreibung von Depressionen. Es meint die Erwartung eines Menschen, bestimmte Situationen oder Sachverhalte nicht kontrollieren und beeinflussen zu können. Angst vor der Zukunft, vor Unvorhersehbarem, zu scheitern und selbst gesteckte Ziele nicht zu erreichen, kann ein Gefühl von existenzieller Hilflosigkeit auslösen. Dies führt zu Passivität, es wird nicht mehr versucht, etwas anders zu machen oder etwas Neues zu lernen, weil der Sinn darin nicht mehr gesehen werden kann.

Psychiatrische Patienten zeigen oft einen Mangel an Motivation, haben wenig Ideen, wie sie aus ihrer Krise wieder herauskommen können. Sie sehen in sich selbst das Problem und schreiben es nicht den äußeren Umständen zu. Ebenso wird das Problem als allgegenwärtig empfunden; die Krise wird nicht vorbeigehen, und das Problem ist auch nicht auf eine bestimmte Situation begrenzt. Es erscheint unlösbar. Vor allem den letzten Punkt könnte man der Hoffnungslosigkeit zuschreiben.

Manches Mal ist in einer ersten Anamnese nicht gleich klar, ob es sich um Hoffnungslosigkeit oder Hilflosigkeit handelt, was die Patientin, der Patient spürt. Deshalb ist es gut, wenn Pflegefachkräfte sich mit beiden Konzepten gut auskennen und gegebenenfalls durch eine weitere Anamnese klären, ob es sich um Hilf- bzw. Machtlosigkeit handelt.

Die NANDA-Diagnosen, von denen im Kapitel »Pflegediagnosen erstellen« noch die Rede sein wird, unterscheiden zwischen Hoffnungslosigkeit und Machtlosigkeit. In der Regel ist es sinnvoll, zuerst die Hoffnungslosigkeit zu behandeln, bis ein Arbeitsbündnis geschaffen ist.

Abbildung 3 **Tugenden und Charakterstärken einschätzen**
(nach PETERSON & SELIGMAN 2004, S. 56 ff.)

Name		Datum				
Tugenden	Stärken	1 (gering ausge-prägt)	2	3 →	4 (sehr ausge-prägt)	5
Weisheit und Wissen: Erwerb und Gebrauch von Wissen	Kreativität: neue und effektive Wege finden, Dinge zu tun					
	Neugier: Interesse an der Umwelt haben					
	Urteilsvermögen: Dinge durchdenken und von allen Seiten betrachten					
	Liebe zum Lernen: neue Techniken erlernen und Wissen aneignen					
	Weisheit: einen guten Rat geben können					
Mut: Barrieren auf dem Weg zum Ziel überwinden	Authentizität: die Wahrheit sagen und sich natürlich geben					
	Tapferkeit: sich nicht Bedrohung oder Schmerz beugen und Herausforderungen annehmen					
	Ausdauer: beenden, was begonnen wurde					
	Enthusiasmus: der Welt mit Begeisterung und Energie begegnen					
Menschlichkeit: liebevolle menschliche Interaktionen ermöglichen	Freundlichkeit: anderen helfen					
	Bindungsfähigkeit: menschliche Nähe herstellen können					
	Soziale Intelligenz: sich der eigenen Motive und Gefühle bewusst sein					

Name	Datum					
Tugenden	Stärken	1 (gering ausge-prägt)	2	3 →	4 (sehr ausge-prägt)	5
Gerechtigkeit: das Zusammenleben in der Gemeinschaft fördern	Fairness: alle Menschen gleich und gerecht behandeln					
	Führungsvermögen: Gruppenaktivitäten organisieren und ermöglichen					
	Teamwork: als Mitglied eines Teams arbeiten					
Mäßigung: Exzessen entgegenwirken	Vergebungsbereitschaft: denen verzeihen, die einem Unrecht getan haben					
	Bescheidenheit: das Erreichte für sich sprechen lassen					
	Vorsicht: nichts tun oder sagen, was später bereut werden könnte					
	Selbstregulation: regulieren und kontrollieren, was man tut und fühlt					
	Transzendenz: was uns einer höheren Macht näher bringt und Sinn stiftet					
Sinn für das Schöne: Schönheit in allen Lebensbereichen schätzen	Dankbarkeit: sich der guten Dinge bewusst sein und sie schätzen					
	Hoffnung: das Beste erwarten und daran arbeiten, es zu erreichen					
	Humor: Lachen schätzen, Leute gerne zum Lachen bringen					
	Spiritualität: überzeugt sein, dass das Leben einen Sinn hat					

Wissen über Hoffnung und Hoffnungslosigkeit vertiefen

Es gibt in den verschiedenen Wissenschaftsdisziplinen keine einheitliche Definition von Hoffnung. Selbst Pflegewissenschaftler definieren den Begriff unterschiedlich, was die außerordentliche Komplexität dieses Phänomens erahnen lässt.

Hoffen ist eine universelle Fähigkeit des Menschen, auch in mehr oder weniger schwierigen Situationen eine bessere Zukunft zu erwarten, ohne zu wissen, ob das Erwartete eintreten wird. Hoffnung (vgl. mittelhochdeutsch »hoffen«, vielleicht verwandt mit hüpfen und dann ursprünglich wohl: vor Erwartung aufgeregt umherhüpfen) als eine zuversichtliche innere Ausrichtung wurde vor allem in der christlichen Lehre als Tugend bezeichnet. Hoffnung wird in der Psychologie als nachhaltiges Gefühl beschrieben, als Triebfeder für die Veränderung von Lebenssituationen und Einstellungen.

Die Pflegewissenschaftlerin Abt-Zegelin (2009, S. 290) beschreibt Hoffnung als »eine elementare menschliche Erfahrung – eine Kraftquelle und wertvolle Ressource in allen Pflege- und Krankheitssituationen«. Merkmale einer hoffenden Einstellung sind eine stete Neudefinition des Erwarteten als Folge der Anpassung an die aktuelle Situation. Abt-Zegelin betont, dass professionell Pflegende Hoffnung bei Patienten und Angehörigen fördern können, allerdings nur dann, wenn sie selbst eine zuversichtliche Haltung leben und verbreiten.

Farran, Herth und Popovich (1999, S. 6) definieren Hoffnung ähnlich als »eine essentielle menschliche Erfahrung. Diese äußert sich in einer bestimmten Art des Fühlens, des Denkens, des Verhaltens und des Umgangs mit sich selbst und der Welt, in der man lebt.«

Das Gegenteil von Hoffnung ist Hoffnungslosigkeit. So können z. B. schwerwiegende psychische Erkrankungen Lebenspläne durchkreuzen. Eine Reihe negativer Folgen in allen Lebensbereichen kann zu Selbststigmatisierung mit Effekten für das Selbstbild und die subjektive Lebensqualität führen (Mashiach-Eizenberg u. a. 2013).

Hoffnungslosigkeit kann Menschen lähmen. Es fehlt ihnen die Kraft und der Antrieb, die Last der gegenwärtigen Situation zu tragen und innere Ressourcen zu mobilisieren. Hoffnungslosigkeit drückt sich in Gefühlen und Gedanken aus, die zu Mutlosigkeit und Passivität führen (vgl. Abbildung 4).

Abbildung 4 **Beobachtbare Symptome von Hoffnung und Hoffnungslosigkeit**

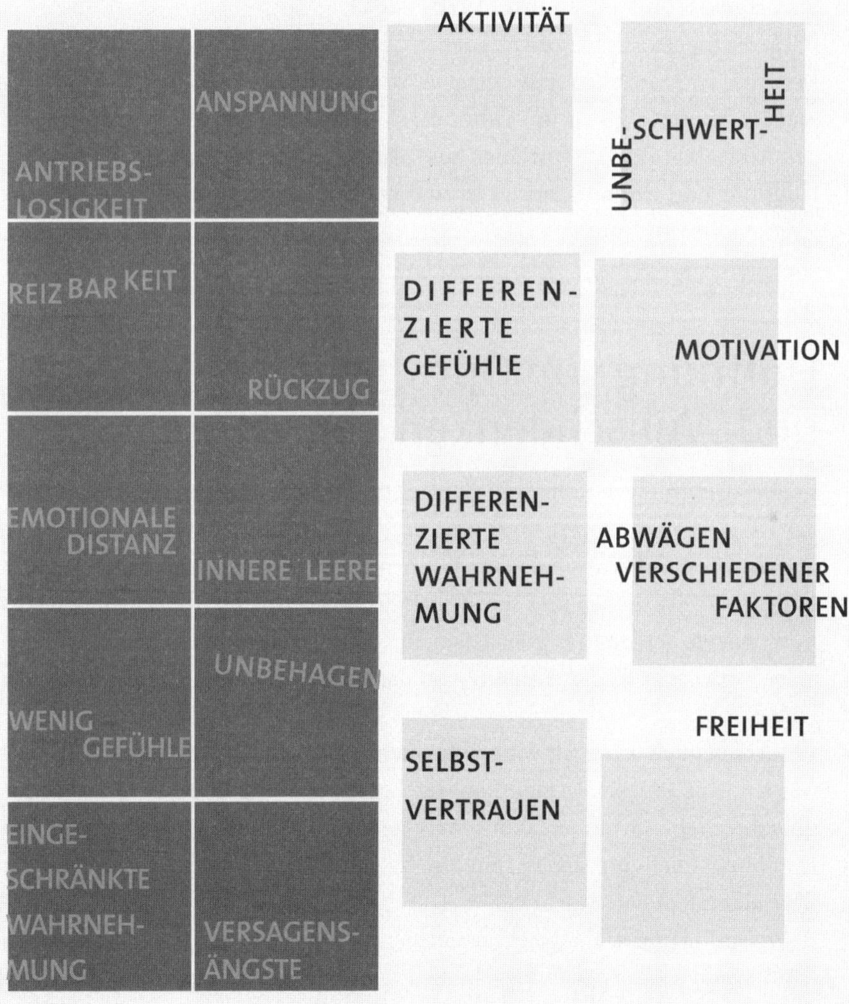

In der Pflegewissenschaft erfuhr die Erforschung des Phänomens Hoffnungslosigkeit zunächst großes Interesse, da es als Kardinalsymptom der Depression, als Vorbote der Suizidalität und in engem Zusammenhang mit körperlichen Gebrechen gesehen wurde. Hoffnung hingegen ist viel schwerer zu fassen, und im deutschsprachigen Raum ist nur wenig Literatur dazu zu finden. In der Onkologie erkannte man früher als in der Psychiatrie, dass die psychischen Zustände eines Patienten Einfluss auf den Heilungsprozess nehmen. Man stellte fest, dass Hoffnung eine Voraussetzung für Genesung ist und aktiv in den Pflegeprozess einfließen muss (Aylott 1998, S. 231).
Pflegediagnosen, die bei verschiedenen Graden von Hoffnungslosigkeit gestellt werden können, werden später genauer vorgestellt (siehe das Kapitel »Hoffnung und Hoffnungslosigkeit in POP und NANDA«). Sie geben Orientierung bei der Arbeit mit den Patientinnen und Patienten und helfen, die Phänomene Hoffnung und Hoffnungslosigkeit zu erkennen. Dabei ist es wichtig, ähnliche Phänomene von Hoffnung und Hoffnungslosigkeit zu unterscheiden und klar abzugrenzen.

Hoffnung von Optimismus und Wunschdenken abgrenzen

Es gibt zwei ähnliche Konstrukte, die leicht mit Hoffnung verwechselt werden: der (illusorische) Optimismus und das Wunschdenken (vgl. Abbildung 5). Optimismus und Wunschdenken können zwar »als Ausgangspunkt des Hoffnungsprozesses dienen und sogar Grundvoraussetzungen für die imaginative Komponente der Hoffnung darstellen, ihre Kennzeichen und Elemente weichen jedoch qualitativ und quantitativ von denen der Hoffnung ab« (Farran u. a. 1999, S. 11).
Wunschdenken kann als eine Sehnsucht oder starkes Verlangen definiert werden. Der Wunsch ist sehr konkret, seine Erfüllung in der Realität jedoch unwahrscheinlich. Einer Wunschvorstellung nachzuhängen schränkt den Handlungsspielraum der Person ein, da sie sich nur auf einen Ausgang der Lage eingestellt hat.
Beim Optimismus steht die Fokussierung auf Positives im Vordergrund, wobei das Bestmögliche erwartet wird. In der Philosophie ist der Optimismus der Sieg des Guten über das Böse. Er kann zu einer Ausblendung von negativen Tatsachen führen, was ebenfalls den Handlungsspielraum einschränkt. Angesichts kritischer Situationen ist auch der Optimist unflexibel.

Kritische Situation richtig einschätzen zu können ist die Voraussetzung jeder Problemlösung. Realistisch zu bleiben und gleichzeitig optimistisch zu denken wird von den Pflegewissenschaftlerinnen (Farran u. a. 1999) als Hoffnung bezeichnet. Erst die Hoffnung, die spezifisch, aber auch unspezifisch sein kann, bringt positive Gefühle hervor, die Menschen befähigt, aktiv Chancen zu ergreifen. Genau diese positiven Gefühle stärken einen Menschen und machen ihn resilient.

Abbildung 5 **Abgrenzung von Hoffnung, Optimismus und Wunschdenken**

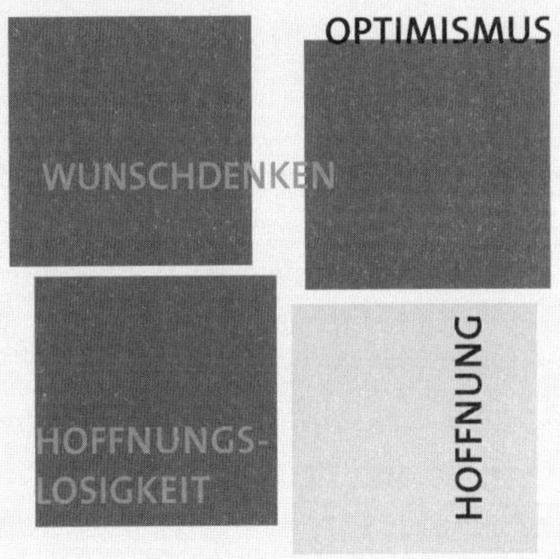

Der Effekt, der beim optimistischen Denken erzeugt wird, kann folgendermaßen beschrieben werden: Der optimistisch gestimmte Mensch erlebt eine Situation und gibt dieser eine positive Bedeutung (vgl. die Attributionstheorie von Heider 1977). Zum Beispiel genießt er ein Stück Apfelkuchen mit Zimt und Streuseln und denkt dabei an seine Oma, die für ihn so oft diesen Kuchen gebacken hat. Mit dem Kuchen verknüpft er positive Gefühle wie Wärme, Geborgenheit, Geliebtwerden und Fürsorge. Bewertet ein Mensch Situationen positiv, dann wird im Gehirn sein Belohnungssystem aktiviert. Auf diese Weise können Teile des Stresssystems in Mandelkern und Schläfenlappen beeinflusst und gehemmt werden (vgl. Van Os u. a. 2009).

Die Attribution, die Voreinstellung zur Bewertung der aktuellen Situation, kann aber auch negativ sein. Die Person schreibt dem eingetretenen Ereignis eine negative Bedeutung zu. Diese negative Bewertung der Situation entsteht durch eine Voreinstellung, d.h. durch ein negativ besetztes Erlebnis aus der Vergangenheit. Besonders bei depressiven Patienten zeigen sich diese negativen Denkmuster, bei denen sich die Betroffenen die Verantwortung für negative Ereignisse selbst zuschreiben, positive Ereignisse hingegen als von außen beeinflusst wahrnehmen (Seligman 1979).

Positive Emotionen können das Feld möglicher Gedanken und Handlungsstrategien in Situationen prinzipiell erweitern (Fredrickson 2001), dann sprechen wir vom gesunden Optimismus, der tatsächlich dazu führen kann, etwas zu tun, was eine negative Situation verbessert.

Optimismus muss nicht realistisch sein, um positive Wirkungen zu haben, er darf auch einen unrealistischen Aspekt haben, den sollten Pflegefachkräfte aber nicht fördern.

Die Gefahr bei Wunschdenken und unrealistischem Optimismus ist, dass Menschen sich einer einschneidenden Lebenserfahrung verschließen anstatt sie zuzulassen. Auch wird wenig unternommen, um das Gewünschte zu erreichen oder das Ziel den eigenen Möglichkeiten anzupassen. Wunschziele sind wenig flexibel; mangelnde Ressourcen, mögliche finanzielle Auswirkungen oder gesundheitliche Schäden werden nicht bedacht. Optimismus und Wunschdenken haben zwar ein Ziel, aber eine konkrete Vorstellung von dem Weg dorthin fehlt. Wer mit hoffnungslosen Menschen arbeitet, sollte mit ihnen ihre Wunschgedanken reflektieren. Insbesondere Menschen, die zu Suizidalität neigen, laufen Gefahr, in eine schwere Krise zu rutschen, wenn ihre Wünsche nicht erfüllt werden.

Beispiel Frau M. war jahrelang trotz ihrer Erkrankung optimistisch. »Ich dachte, das gibt sich alles schon wieder«, meinte sie. Zurzeit lebt sie vorübergehend bei einer Freundin, die ihr wieder einmal unter die Arme greift. In der Zielvereinbarung steht: Wohnung suchen. Frau M. delegiert das Suchen an die Freundin. Offerten sollen von Umzugsunternehmen eingeholt werden, auch das delegiert sie. Die Freundin erzählt, dass Frau M. mittlerweile alles von sich weist. Doch wie sollen sich Probleme der Patientin lösen, wenn sie diese selbst nicht anpacken will? Die Patientin sagt: »Das Leben hat mich enttäuscht.«

Die Pflegebezugsperson hört, was die Patientin sagt (»Das Leben hat mich enttäuscht«), und macht sich dazu Notizen. Sie beobachtet (verhärmter Eindruck), sie imaginiert (fühlt sich in Frau M. hinein und stellt sich ihre Situation vor) und interpretiert (sie scheint sich beleidigt zurückgezogen zu haben). Im nächsten Bezugspersonengespräch stellt sie ein paar Fragen an Frau M. Einerseits überprüft sie ihre vorausgegangene Analyse, andererseits stößt sie einen Prozess bei der Patientin an, die selbst zu erkennen beginnt, dass sie einer falschen Hoffnung auf Besserung erlegen ist. <

Es geht der Bezugspflegerin in dieser Phase um die Entwicklung eines gemeinsamen Verständnisses der Situation und wie es dazu gekommen ist.
Was ist bei Frau M. anders als bei einer Person, die wir als hoffnungsvoll denkend bezeichnen würden? Frau M. wird nicht selbst aktiv, sie lässt andere für sich aktiv werden. Bei Frau M. ist das nicht das erste Mal so. Nach der Trennung von ihrem Mann verlor sie ihre Freunde, denn die Kontakte waren ausschließlich von ihrem Mann gepflegt worden. Später hoffte sie, das Sozialamt würde sie retten, dann hoffte sie auf die Invalidenrente. Schließlich lernte sie eine Helferin kennen, die sie zuerst sehr unterstützte und zuletzt zu einem Klinikaufenthalt drängte. Frau M. sprach dort über ihre Probleme nur ungern bis nie. Sie sagte, der Schmerz sei zu groß. Die Pflege hatte entsprechend wenig Möglichkeiten, Frau M. zu aktivieren.
Wir können generell festhalten, dass Hoffnung – anders als Optimismus und Wunschdenken – ein aktiver Prozess ist, der sich schmerzlichen Gefühlen stellt und flexibel und kreativ auf alle Lebensumstände reagiert.

PRAXISTIPPS

- Stärken Sie die Flexibilität des Patienten, indem Sie von Anfang an alternative Wege zu seinem Ziel gemeinsam erarbeiten. Ziehen Sie auch den Worst Case in Betracht.
- Arbeiten Sie an der Übernahme von Verantwortung in kleinen Schritten, damit die Patientinnen und Patienten merken, dass sie ihrem Ziel näher kommen – oder ihr Ziel vielleicht ändern müssen.
- Arbeiten Sie mit den Patienten an ihren Ängsten. Diese verhindern flexibles Denken und Handeln.
- Wenn der Patient neue Situationen noch nicht ertragen kann, akzeptieren Sie für ihn die Veränderungen, bis der Zeitpunkt gekommen ist, an dem er selbst die Veränderung annehmen kann. Bleiben Sie sensibel und wohlwollend. Arbeiten Sie an einer tragfähigen Beziehung zum Patienten, bevor Sie mit ihm über seine aktuelle Situation sprechen.
- Arbeiten Sie mit dem Patienten an seinem persönlichen Attributionsstil.

Ob sich Elemente von Hoffnung, Optimismus oder Wunschdenken beim Patienten zeigen, muss in der Praxis stets geprüft und zum Thema in Bezugspersonengesprächen gemacht werden. Ziel ist es, die Situation stets realistisch und ehrlich einzuschätzen.

Hoffnung als Prozess

Hoffnung ist nicht nur eine Haltung, sondern auch ein Prozess. FARRAN und Kollegen (1999, S. 6 ff.) beschreiben verschiedene Aspekte, die mit dem Menschen selbst und seinen Erfahrungen zu tun haben.

Hoffnung als erfahrungspraktischer Prozess → Jeder Mensch weiß, wie er mit schwierigen Situationen umgegangen ist, was er daraus gelernt hat, welche Überzeugungen eine Rolle gespielt haben, woran er geglaubt und was er daraus für Konsequenzen für die Zukunft abgeleitet hat. Diese Erfahrungen sind zu heben. Ein Teil davon betrifft die Gesundheit des Patienten, seine körperliche und seine psychische. Aber auch, was der Patient unter Gesundheit versteht und wie er seinen aktuellen Zustand bewertet, ist für den Recoveryprozess relevant.

Hoffnung als spiritueller oder transzendenter Prozess → Für viele Menschen hat Hoffnung mit dem Glauben zu tun. In der christlichen Praxis ist die Hoffnung z.B. neben der Liebe und dem Glauben die dritte Kraft, um sich schwierigen Lebensereignissen zu stellen und Ungewissheit auszuhalten. Der Glaube verleiht dem Leben Sinnhaftigkeit.

Hoffnung als rational unterlegter Denkprozess → Dies stellt eine sehr bodenständige Konstruktion dar:

- Die Person hat ein Ziel, auf das sie zustrebt;
- es sind Ressourcen vorhanden oder werden gezielt aufgebaut, um das Ziel zu erreichen;
- die Person kommt in Aktion und leistet ihren Beitrag zum Gelingen;
- die Person hat Kontrolle über die Situation oder den Prozess;
- die Person hat nicht nur ein Gefühl für die Vergangenheit und die Gegenwart, sondern auf dieser Grundlage auch eines für die Zukunft.

Hoffnung als beziehungsorientierter Prozess → Hoffnung ist mit Liebe eng verbunden. Einerseits geht Hoffnung auf vergangene Beziehungen zurück, wo die Person gelernt hat, zu vertrauen, und andererseits auf Situationen mit anderen, sei es mit Familienmitgliedern, mit Freunden, mit Fachpersonen, wo die Person positive Beziehungen und Unterstützung erfährt, wo gemeinsame Zuversicht gelebt und Trost gespendet wird.

Pflegende werden im Bezugspersonengespräch mit dem Patienten klären, welche Hoffnungen ihn tragen oder ihm verloren gegangen sind. Dazu eignet sich z. B. das Arbeitsblatt »Hoffnungsbaum«, das im Downloadbereich des Buches zu finden ist. Ziel ist es, neue Fragestellungen und Haltungen für den weiteren Lebensweg zu entwickeln.
Sie können den Hoffnungsbaum aber auch zur Reflexion ihres eigenen Umgangs mit dem Thema Hoffnung nutzen. In Lehr- und Lernprozessen hat es sich bewährt, dabei auch die Perspektiven von anderen Personen einzunehmen, um hieraus Schlüsse auf historische, kulturelle, soziale, ökonomische oder auch eigene Lebensverhältnisse zu ziehen (siehe das Kapitel »Persönliche Herangehensweisen«).

Die Ursachen von Hoffnung und Hoffnungslosigkeit erkennen

So wie die Hoffnung Gründe braucht, hat auch die Hoffnungslosigkeit welche, auch wenn sie sehr verschieden sind. Wie kommt es also, dass bei einem Menschen Hoffnung vorhanden ist oder rasch nach dem ersten Schock wie von allein zu wachsen beginnt und beim anderen nicht?

Die Biografie

Sowohl Hoffnung als auch Hoffnungslosigkeit beruhen auf persönlichen Erfahrungen und Einstellungen. Beide Zustände können erlernt werden. Viele Erfahrungen wurzeln bereits in der Kindheit und verfestigen sich im Laufe des Lebens zu Einstellungen. Nach Farran und Kollegen (1999, S. 16) kann Hoffnung »im Inneren eines Menschen selbst, in Wechselbeziehungen zu anderen Individuen oder im Umgang der Mitglieder einer Gemeinschaft bzw. Gesellschaft untereinander« entstehen.
Die Hoffnung eines Menschen hängt dabei ganz wesentlich von seinen Lebenserfahrungen ab. Wird beispielsweise eine schwierige Situation gut gelöst, dann gibt dies der Person Hoffnung und Selbstvertrauen, auch künftige Probleme erfolgreich lösen zu können.
Bei der Anamnese sieht man bestätigt, dass günstigere und ungünstigere Lebensbedingungen, Lebensstile und Verhaltensweisen günstigere und ungünstigere innere Einstellungen und Haltungen erzeugen (Bloch 1985; Hüther 2018), die sich auf die Genesung auswirken. Sie gehen aus der Lebensgestaltung und

der erworbenen Haltung gegenüber der Welt und dem eigenen Leben hervor. Dabei ist auf die generellen Widerstandsressourcen zu achten. Sie sind funktionsorientiert (positives Selbstkonzept), prozessorientiert (situationsbedingte Gesundheitsanpassung) und ergebnisorientiert (erfolgreicher Umgang mit Stress- und Spannungssituationen). Die Widerstandsressourcen beeinflussen den Gesundheitszustand einer Person. In der psychiatrischen Behandlung wird versucht, sie zu aktivieren und zu stärken (vgl. den Abschnitt »Resilienz stärken«, S. 121 f.).
Fehlende Widerstandsressourcen und nicht befriedigte emotionale Bedürfnisse, Armut sowie niedriger Bildungsstand erzeugen Angst, Wut, Furcht, Hoffnungslosigkeit, Schuldgefühle und Scham und können früher oder später zur Realitätsverweigerung führen. Das Erleben von Selbstwirksamkeit (siehe auch das Abschnitt dazu, S. 122f.) sollte in der Therapie gefördert werden. Folgende Sätze können dabei helfen, sich in dieser Hinsicht neu zu orientieren:
»Ich kann Krisen bewältigen. Ich bin kein Opfer.«
»Krisen sind Lerngelegenheiten.«
»Ich kann meine eigene Entwicklung fördern. Ich gebe mir Zeit dafür.«
»Ich will Neues lernen!«
»Ich stärke meine Stärken.«

PRAXISTIPPS

- Ermuntern Sie Patienten und Patientinnen, ihre eigenen Gedanken zu beobachten: Diese werden bemerken, dass sie hauptsächlich negative Formulierungen verwenden. Lassen Sie sie diese Gedanken aufschreiben.
- Helfen Sie, die Gedanken umzuformulieren. Es ist nicht einfach für die Patienten, viele können es nicht auf Anhieb.
- Bitten Sie die Patientinnen und Patienten, die neu formulierten Sätze auf kleine Zettel für die Hosentasche aufzuschreiben. Diese können sie zur Hilfe nehmen und immer wieder lesen, wenn sie in einer negativen Gedankenschleife festhängen – bis die innere Stimme den positiven Gedanken aufgenommen hat.
- Arbeiten Sie mit den Patienten daran, auf Adverben wie »immer«, »nie«, »niemals«, »alles« zu verzichten. Sie verleiten zur Verallgemeinerung einer Situation. Überprüfen Sie mit der Patientin oder dem Patienten, ob Sätze wie »Ich bin immer traurig«, »Niemals werde ich glücklich sein«, »Alles ist meine Schuld«, »Nie ist man freundlich zu mir« tatsächlich zu ihrem Alltag passen.

- Kommen Sie mit den Patienten zu dem Schluss, dass man nicht alles glauben soll, was man denkt. Arbeiten Sie darauf hin, sich zu erlauben, korrigierend in das eigene Denken einzugreifen.

Der gesellschaftliche Kontext

Das Hoffnungsverhalten eines Menschen beruht nicht nur auf seinen persönlichen Erfahrungen, sondern hat immer auch mit dem gesamten gesellschaftlichen und zeitlichen Lebenskontext zu tun. Hoffnung auf dem Recoveryweg entwickeln zu können hängt auch von den gesellschaftlichen Werten, Haltungen und Gesellschaftsproblemen ab. Sozioökonomische Faktoren und als unabänderlich empfundene gesellschaftspolitische Tatsachen können eine Person belasten und Gründe für Hoffnungslosigkeit sein.
Ein Grund für den Verlust von Hoffnung können plötzlich eintretende Ereignisse oder Verluste sein, die anhaltend als negativ erlebt werden, ein anderer Grund das Ende einer hoffnungsvollen Geschichte in Verbindung mit dem Fehlen einer neuen Perspektive (Lester, zit. nach Tobler 2004, S. 211 f.).

Beispiel Herr B., ein 43-jährige Mann aus dem Kosovo, erzählt, wie hart seine Eltern gearbeitet haben und was sie alles durch den Krieg und viele Ungerechtigkeiten verloren. Ihr Stolz und ihre Hoffnung war der kräftige, gescheite Sohn. Der Vater sagte: »Ich weiß, du wirst die Familie retten.« So kam Herr B. in die Schweiz, arbeitete hart auf dem Bau, heiratete, bekam eigene Kinder und schickte den Eltern Geld – bis sich chronische Rückenschmerzen entwickelten
Herr B. hatte viele Krankheitsausfälle bei der Arbeit und steckte seine ganze Hoffnung in mehrere Rückenoperationen, die jedoch nicht den gewünschten Erfolg brachten. Er verlor die Arbeit und wurde von Sozialhilfe abhängig. Er wurde schwer depressiv und stellte verzweifelt fest: »Ich habe mein Gesicht vor meiner Familie und meinen Kindern verloren.« Er weint: »Wenn mich meine Frau verlässt, bin ich erledigt«, und er fügt hinzu: »Ich bin hier, weil ich Hilfe brauche, ich muss wieder arbeiten gehen, es muss so werden wie früher, ich brauche die richtigen Medikamente.«

Hier haben wir es mit einem Beispiel von vielen zu tun, die uns in den letzten Jahren immer öfter begegnet sind. Viele Menschen glauben, dass Gesundheit lediglich auf einer inneren Ordnung des Organismus beruht und Krankheit lediglich eine Störung dieser Ordnung darstellt. Man meint, man könnte das, was im Körper nicht funktioniert, ersetzen, abdämpfen, wegreduzieren oder umleiten.

Psychosomatische Beschwerden wie Schmerz in Verbindung mit Traumata sind für manche Betroffene sehr schwer nachvollziehbar; kulturbedingtes Denken kann nicht so einfach verändert werden. Neben dem Unverständnis behindern Sprachschwierigkeiten die Aufarbeitung eines Traumas ungemein. Ein rascher Ressourcenaufbau, den Kranken schnell wieder funktionstüchtig machen, seine Leistungsfähigkeit flugs wiederherstellen – dies ist ein typischer Wunschgedanke unserer modernen Zeit. Aber es funktioniert meistens nicht, wie das Beispiel zeigt. Herr B. leidet seit acht Jahren, und es gibt zum jetzigen Zeitpunkt keine Aussicht auf Besserung seiner Situation, er ist hoffnungslos und das Pflegeteam mit ihm, da die einzigen Ziele, die er sich vorstellen kann, in dieser Form nicht zu erreichen sind. Die Aussage, dass Hoffnung erlernbar ist, kann sich im gesellschaftlichen Zusammenhang relativieren, da gesellschaftliche Probleme für den Einzelnen schwer zu beheben sind. Der Mann kann dem Druck, den er von einer ganzen Generation abbekommen hat, nicht standhalten. Ob er es schafft, sich davon zu befreien, hängt zum großen Teil davon ab, ob es ihm gelingt, neue Ziele für sich zu finden.

📖 Lea Bosshard & Natalia Platz (2010): Das Phänomen Hoffnungslosigkeit in der Beratung. Sozialarbeiterische Interventionen zur Stärkung von Hoffnung. Bachelor-Arbeit, Hochschule Luzern für Soziale Arbeit.

Die Autorinnen vergleichen Beratungskonzepte im transkulturellen Kontext in Bezug auf die Vermittlung von Hoffnung. Dabei wird das »Luzerner Modell« als Beispiel für eine gelungene Beratung vorgestellt. Es eignet sich als multiperspektivisches Handlungsmodell mit integrierter Werteklärung hervorragend, um Hoffnung während des Beratungsprozesses zu vermitteln.
https://zenodo.org/record/886476#.XYD2LX_gqpo

Hoffnung macht Sinn

Erst Krisen lassen Menschen plötzlich fragen: Wer bin ich, woher komme ich, wohin gehe ich, was erwartet mich, was erwartet uns? Lebenspläne und der Platz im Leben werden infrage gestellt. Das große seelische Leid von Betroffenen kann von den Begleitern niemals nachvollzogen, aber erkannt, respektiert, ausgehalten und mitgetragen werden (Cutcliffe 2004).
Zweifel am Sinn des eigenen Lebens erfordern eine Neupositionierung, um hoffnungsvoll denken und handeln zu können (Mashiach-Eizenberg u.a. 2013). Wichtig ist, dass die Neupositionierung im Einklang mit den Werten der Patientin oder des Patienten stattfindet (siehe das Kapitel »Hoffnung fällt nicht vom Himmel«).

Der Psychiater Viktor E. Frankl, der verschiedene Konzentrationslager überlebt hat, spricht vom »Willen zum Sinn« im Leben, unabhängig von der Situation (2009). Dieser Wille bekommt durch Hoffnung erst die Kraft, Leid zu ertragen.

Farran und Kollegen (1999) schreiben, Hoffen drücke sich in einer bestimmten Art des Denkens und Fühlens aus. Um bis ins hohe Alter gut mit kritischen Situationen umgehen zu können, helfe die Fähigkeit, sich immer wieder in einen kohärenten (zusammenhängenden) Zustand zu bringen. Diese Fähigkeit komme tief aus der Wurzel des Menschseins heraus und sei für den Menschen eine Sinn- und Seinsfrage. Allerdings kann sich die Sinnhaftigkeit des Lebens dem menschlichen Begreifen entziehen, dann muss mit den Patienten entlang seiner Wertvorstellungen nach dem Sinn gesucht werden (vgl. den Abschnitt »Sinn schafft Hoffnung«, S. 127ff.).

Wenn Denken, Fühlen und Wollen zu Instrumenten der Hoffnung werden

Oft hört man als Professionelle von Patienten: »Sie haben leicht reden«, »Es ist leichter gesagt als getan …« Womit wir bei der Ausgangslage jeder unüberwindlich scheinenden Krise wären. Betroffene können sich oft gar keine Änderung ihrer Situation vorstellen. Fokussiert auf seine negativen Gedanken und Befürchtungen, bleibt der Betroffene in der Krise förmlich stecken.

Das Denken – von indogermanisch »teng«, empfinden, davon abgeleitet auch danken, Andacht, Gedenken usw., was die ursprünglich mit dem Denken verbundene dankbare Gesinnung deutlich macht – ist eine der drei grundlegenden Seelenkräfte des Menschen. Wirkliches Denken entsteht nur dann, wenn es aus eigener Anstrengung hervorgebracht wird und selbsttätig bis zur unmittelbaren klaren Einsicht in die vorliegenden individuellen Zusammenhänge gelangt, also bewusst empfunden wird. In einer Krise fällt Betroffenen das klare Denken und bewusste Empfinden schwer. Viele Patienten bleiben lange in einer Gedankenschleife aus Pessimismus und Negativismus hängen. Positiv in die Zukunft zu denken, die Vergangenheit aus dem Zentrum zu nehmen oder wach im Moment zu sein, stellt für viele Patientinnen und Patienten eine große Herausforderung dar.

Die zweite Seelenkraft des Menschen ist das Fühlen. Das Wort kommt vom althochdeutschen »fuolen« und wird auch als »tasten« übersetzt. Umgangssprachlich wird das Gefühl oft auch als Empfindung bezeichnet; in der Philosophie, Psychologie, Medizin und Biologie sind damit aber die durch Reizeinwirkung

erregten Elementarvorgänge der sinnlichen Wahrnehmung gemeint, also die reinen Sinnesempfindungen. Das Fühlen wird oft traumhaft und nicht immer bewusst erlebt. So kann es auch ein sensibler Indikator für etwas nicht unmittelbar Gesehenes, nur Erahntes, eine sich ankündigende Veränderung sein.
Wenn Betroffene überschwemmt werden von ihren Gefühlen, werden sie von diesen oft hin und her geworfen. Sie wissen nicht, warum dieses Erleben so übermächtig ist und wie sie diesen Zustand einordnen können. Sie haben oftmals auch keine Worte dafür, was sie wahrnehmen. Das macht ihnen Angst. Sie sagen: »Es geht mir schlecht.« Auf die Aufforderung, dies näher zu beschreiben, antworten sie: »Ich weiß nicht, einfach schlecht.« So beginnen undifferenzierte Gefühlswahrnehmungen die Person zu beherrschen, was diese oft stark belastet und immer mehr diffuse Ängste auf den Plan ruft. Dann gibt es einen täglichen Kampf mit der Angst und der Angst vor der Angst. Dann bleibt keine Zeit und keine Kraft mehr, aktiv zu werden, etwas zu unternehmen. Oft breitet sich Resignation aus und die Patienten erscheinen von außen betrachtet sehr passiv. Sie selbst jedoch sprechen von harter innerer Arbeit, die sie verstummen und inaktiv werden lässt. Wenn Pflegende Betroffenen dabei helfen können, ihre Gefühle genauer zu beschreiben, dann können Gefühle Helfer werden, die auf Veränderungsbedürfnisse hinweisen.
Das Wollen, der Wille – griechisch »thelema«, verwandt mit »telos«, Ziel – ist die dritte Seelenkraft des Menschen. Dem Willen wird durch das Ich ein unmittelbarer Impuls gegeben, der das bewusste Denken steuert.
Das Ich steuert auch das Denken und Fühlen. Es entzieht sich gänzlich der materiellen Vorstellung und stellt den geistigen Wesenskern des Menschen dar. Als solcher ist es nicht als ein irgendwie und irgendwo Vorhandenes fassbar, sondern kann nur in seiner unmittelbaren schöpferischen Tätigkeit erfahren werden, durch die es sich selbst beständig neu erschafft.
Dieses schöpferische Tätigsein auf ein sinnvolles Ziel hin ist in einer Krise oft nicht mehr möglich. Diese Anschauung, die geistiger Natur ist, kann hier nur kurz angedeutet werden, ist jedoch für Interventionen des Hoffnung inspirierenden Handelns richtungsweisend. Der Willensimpuls zum Hoffen ist durch die Krisenumstände und die Seelennot verschüttet worden, sodass genau dieser angesprochen und reaktiviert werden muss. Eine gute Vorbereitung ist das achtsame Üben der differenzierten Wahrnehmung der eigenen Gefühle. Es ist ein Sichvortasten zu den eigenen existenziellen Bedürfnissen und Wünschen.
In der Pflege wird der Begriff der Spiritualität nicht im Sinn eines speziellen Glaubens oder einer speziellen Religion verwandt, sondern im Sinne des lateinischen Wortstamms »spiritus«: Geist, Geistigkeit, inneres Leben, geistiges Wesen,

Hauch bzw. Atem. Danach bauen Selbstständigkeit und Selbstbewusstsein auf der eigenen Geistigkeit auf, indem die Erklärung des Eigenen im Weltzusammenhang aus dem Selbst denkend geschaffen wird.
Um zu dieser Selbsterkenntnis zu kommen, gibt es viele Wege. Ich greife hier zwei heraus, da sie auch in der Psychotherapie genutzt werden und allgemein anerkannt sind: die Dialektisch-Behaviorale Therapie (DBT) und das »Mindfulness-based Stress Reduction«-Programm (MBSR).
So verbindet Marsha M. Linehan, die die Dialektisch-Behaviorale Therapie für die Therapie der Borderline-Persönlichkeitsstörung entwickelt hat, die Borderlinestörung mit einer dysfunktionalen geistigen Entwicklung, die emotionale Vulnerabilität, Negation des eigenen Denkens, Fühlens und Handelns zur Folge hat, unvermeidlich zu Krisen führt, Trauer blockiert und stattdessen aktive Passivität und Pseudokompetenz hervorbringt (LINEHAN 1987). Die DBT (LINEHAN 1996) ist ein Training innerer Achtsamkeit und zwischenmenschlicher Fertigkeiten, das den Umgang mit Gefühlen, Stresstoleranz und den Selbstwert bzw. die Selbstakzeptanz verbessern soll. Das Skillstraining führt über das achtsame Denken und Fühlen hin zum bewussten Wollen.
Ähnlich begründet Jon KABAT-ZINN (2006) sein Programm zur Stressreduktion (Körperscan, Yoga, Meditation). Man solle sich nicht absolut von Bildern der Vergangenheit oder der Zukunft absorbieren lassen, sondern mit der eigenen Erfahrung, ob schlecht oder gut, achtsam umgehen. Achtsamkeit ist ein Prozess des Wachwerdens im Lebens, ein Prozess der Gesundung. So wird ein wissenschaftliches Verständnis von Körper, Biologie und Gesundheit verbunden mit einem spirituellen Blick auf die Schönheit des Lebens und seine vielen unterschiedlichen Ausdrucksformen.
Sowohl Linehan als auch Kabat-Zinn geht es um eine Kultivierung des Bewusstseins über die drei Ebenen Denken, Fühlen und Wollen. Hoffnung haben, sie erhalten oder sie sich zu erarbeiten ist ein Arbeitsprozess auf diesen geistigen Ebenen. In der Praxis der Achtsamkeit liegen viele hoffnungsvolle Momente verborgen, die es zu sehen, zu ergreifen und zu nutzen gilt. Durch das Bewusstmachen von Denken, Fühlen und Wollen wird eine Verbundenheit mit den größeren Weltzusammenhängen gefördert, in denen der Mensch sich befindet. Nachhaltige Veränderungen sind jedoch erst möglich, wenn man sich für die Veränderung bereitmacht. Als Hoffnungsträger steht die Pflegefachperson an der Seite der Patientinnen und Patienten. Sie glaubt an den Menschen und seine vielfältigen Lern- und Entfaltungsmöglichkeiten. Sie hält für ihn oder mit ihm das Nichtwissen über die Zukunft aus und verkörpert gleichzeitig durch ihre eigene offene Haltung das »Prinzip Hoffnung« (BLOCH 1985).

Hoffnungslosigkeit erkennen und hoffnungsvoll handeln

Beispiel Herr K. kommt in die Klinik mit unklaren körperlichen Symptomen und Erbrechen. Er hat einen langen Leidensweg hinter sich. Seine Mutter war schwere Alkoholikerin, er hat seine um einiges jüngere Schwester aufgezogen und Verantwortung für sie übernommen. Er selbst hat Erfahrungen mit Drogen und ist nun im Methadonprogramm, er möchte clean bleiben.
Herr K.s Aufenthalt verlängert sich andauernd, da das Erbrechen nicht gestoppt werden kann. Immer wieder liegt er Tage im Bett, kommt hauptsächlich nur zum Rauchen in den Gemeinschaftsraum, oft lässt er Mahlzeiten ausfallen. Gespräche mit ihm sind schwierig, er wirkt apathisch. Manches Mal schläft er auf dem Stuhl ein. Er nimmt nur sporadisch am Stationsprogramm teil, regelmäßig schläft er bei Gruppenveranstaltungen ein. Der Unmut im Team wird immer größer. Auch das Misstrauen wächst, nachdem man eine Spritze bei ihm gefunden hat. Seine Rechtfertigungen erscheinen nicht glaubhaft. Nach vielen Versuchen, ihn zu motivieren, aktiv zu werden, schlägt das Team einen Stationswechsel vor. Es hat den Patienten aufgegeben.

Nicht immer wird das Verhalten der Patienten mit den Themen Hoffnung oder Hoffnungslosigkeit in Zusammenhang gebracht. Unmotiviertes Verhalten oder sogar die Weigerung, therapeutische Angebote zu nutzen, kann darauf hinweisen, dass Patienten keine Chance auf Besserung sehen. Durch Traumata und Stress wird vieles verschüttet, was wieder belebt und erlernt werden muss, was Hoffnung überhaupt erst erzeugen kann.
Das Fallbeispiel zeigt aber auch, dass das Team das Verhalten des Patienten gar nicht mit dem Phänomen Hoffnungslosigkeit in Verbindung gebracht hat. Vielmehr haben die Helfenden schneller ihre eigene Hoffnung verloren, als ihnen bewusst ist.
Nach Knuf und Bridler (2008) leistet ein Team ohne Hoffnung und Zuversicht keine gute Arbeit. Sie weisen auf beobachtbare Parameter im Verhalten von Teams und Einzelnen hin, die Hoffnungslosigkeit anzeigen, wie etwa zu hohe Erwartungen an den Therapieverlauf, Enttäuschungen über nicht erreichte

Ziele, fehlende Möglichkeiten, Einfluss zu nehmen, Beziehungsabbruch des Patienten oder nicht gelöste Konflikte mit den Patienten. Als Gegenmaßnahme schlagen Knuf und Bridler vor, Informationen über den Gesundheitsverlauf von Patienten zu sammeln, in Form von Studien und Befragungen von ehemaligen Patienten. Sie empfehlen auch die Recovery-DVD von Pro Mente Sana (2007). Außerdem sollte ein Team ein »Alarmsystem« für den Fall installieren, dass »Mitarbeitende die Hoffnung verlieren oder gar in einen Burn-out-Zustand geraten. Besondere Vorsicht gilt, wenn alle im Team bei einem Klienten die Zuversicht verlieren« (Knuf & Bridler 2008, S. 27).

Für Pflegefachpersonen, die Hoffnung vermitteln, für den Patienten Hoffnung haben und diese auch in schwierigen Situationen für ihn bewahren sollen, wenn er dies selbst nicht kann, ist es von großer Bedeutung, zu wissen, wie man selbst in dieser Beziehung funktioniert. Im Idealfall ist sich die Pflegefachperson ihrer eigenen Hoffnungsfähigkeit bewusst, reflektiert ihre eigenen Erfahrungen mit Hoffnung und Hoffnungslosigkeit und holt sich gegebenenfalls Hilfe durch kollegiale Beratung oder Supervision.

Von den eigenen Erfahrungen hängt ab, wie intensiv die Pflegefachperson Hoffnung in den Pflegeprozess einbringen kann. Sie hinterfragt beständig, ob ihr Denken und Handeln im Pflegealltag mehr von den Defiziten oder von den Ressourcen der Patientinnen und Patienten ausgeht. Sie ist sich im Klaren, wie groß ihre eigene Bereitschaft ist, zu lernen und sich zu entwickeln. Eine Persönlichkeit, die Hoffnung ausstrahlt, verfügt selbst über verschiedene soziale und persönliche Resilienzmerkmale.

Pflegende sollten ihre persönlichen Hoffnungsbilder kennen, wissen, was für sie Sinn im Leben macht, und sich fragen, wie sie selbst in ausweglosen Situationen denken und handeln würden. Aus diesem Erfahrungsschatz können sie schöpfen und didaktische und methodische Überlegungen anstellen, wie Hoffnung transportiert, erarbeitet und konkret eingesetzt werden kann.

Erst wenn die Pflegefachperson selbst Hoffnung im Pflegealltag und in der Beziehung zum Klienten lebt, wird sie zum Vorbild für die Patientinnen und Patienten.

Hoffnung für sich und andere bewahren

Auch Pflegenden fällt Hoffnung nicht einfach zu, sie müssen dafür etwas tun, sie benötigen den Austausch im Team und Fachweiterbildungen, sie werden sich rund um das Thema in Philosophie, Literatur, Religion und Spiritualität einlesen müssen. Nicht zuletzt deshalb sollte die Arbeit an der eigenen Persönlichkeit in den Weiterbildungen für Pflegende nicht fehlen (Abderhalden 2012).
Wer denkt, dass sein Patient, seine Patientin ein hoffnungsloser Fall ist, kann z. B. die kollegiale Beratung nutzen und gegebenenfalls auch Supervision. In Reflexions- und Coachinggesprächen können neue Perspektiven entdeckt und ausprobiert werden.

PRAXISTIPPS

- Die Schärfung eines ressourcenorientierten, hoffnungsvollen Blicks kann schon im Team beginnen, indem z. B. mehr auf die Stärken des Teams oder der Einzelnen geachtet wird als auf die Schwächen.
- Wer im Routinealltag bewusst Dank und Lob ausspricht oder einen Kollegen aufmuntert, dem wird das auch im Kontakt mit den Patienten leichter fallen.
- Regen Sie im Team Diskussionen zu Themen an wie Umgang mit Wertewandel, Selbstentfaltung, Hedonismus, Egoismus, Altruismus, Zukunft, Schicksal und nicht zuletzt Hoffnung, denen Sie eigentlich jeden Tag bei ihren Patienten begegnen, wenn Sie bewusst darauf achten.
- Organisieren Sie an einem Teamtag einen Besuch in einer Galerie oder im Kunstmuseum. Beim Betrachten von Bildern können interessante Auseinandersetzungen rund um das Thema Hoffnung entstehen. Auch Gefühle, die ein spiritueller Text, ein Musikstück oder ein Theaterbesuch auslösen, können zum Nachdenken über sich selbst anregen.
- Helfen Sie unerfahrenen Kolleginnen und Kollegen in der Gestaltung einer Gruppe oder eines Gesprächs mit einem Patienten dabei, Hoffnung zu vermitteln. Zum Beispiel: Einstieg in die Morgenrunde auf der Station mit einer Kraft spendenden Lebensweisheit oder einer kleinen Geschichte. Patienten sollen dazu die Möglichkeit bekommen, diese zu reflektieren und zu überlegen, welche Aspekte sie in alltägliche Tätigkeiten einfließen lassen können.

- Auch Auszubildende sollte man frühzeitig mit dem Thema Hoffnung konfrontieren. Geben Sie ihnen Denkaufgaben, bitten Sie die jungen Kolleginnen und Kollegen, über ihre eigene Hoffnung, über ihre Zukunftspläne und damit verbunden über ihre eigenen Ziele im Leben zu reflektieren, ihre Werte zu eruieren und zu überdenken. Fragen Sie, wie sie über das Schicksal denken, über Schuld und Sühne, wie sie den freien Willen definieren, Verantwortung usw.

Hoffnung ist eine Voraussetzung zur Problembewältigung

Wenn wir hoffnungsvoll sind, dann meinen wir, dass etwas gelingen und sich zum Guten wenden kann, dass es sich lohnt, sich anzustrengen. Wir sind dann bereit, etwas zu tun.

Beispiel Herr Z. hofft, durch Änderung seiner Essgewohnheiten sein starkes Übergewicht zu reduzieren. Er ist fest davon überzeugt, dass es ihm mit einem gesunden, funktionierenden Körper leichter fällt, wieder am gesellschaftlichen Leben teilzunehmen. Er macht zusammen mit seiner Bezugspflegerin einen Plan; meistens gelingt es ihm, sich daran zu halten. Die ganze Zeit über wird er von einem starken positiven Gefühl getragen, dass sein Projekt gelingt. So überwindet er schwierige Zeiten, wenn es mit der Gewichtsabnahme trotz Verzicht nicht weiterzugehen scheint. Er spricht darüber offen mit seiner Bezugspflegerin und sucht immer wieder neue Wege, mit der Situation umzugehen. Er gibt nicht auf.

In diesem Beispiel ist es zunächst der Patient, der bereits viel Eigeninitiative mitbringt; sein Hoffnungspotenzial ist beträchtlich, er steckt die Pflegefachperson damit an, die dann hier und da Impulse setzt. Zum Beispiel macht sie ihn auf einen Artikel über gesunde Ernährung aufmerksam, den sie dann gemeinsam diskutieren. Die Pflegefachperson besteht auch auf einen Diätplan, der Transparenz schafft und Kontrolle zulässt.
Das Wichtigste aber ist die Pflege der Arbeitsbeziehung. Die Pflegefachperson kümmert sich um regelmäßige Gesprächstermine, aus denen Aufgaben bis zur nächsten Sitzung resultieren. Sie hält so das Feuer – die Hoffnung – am Brennen. Und bevor Herr Z. die Klinik verlässt, wird die Pflegefachperson dafür sorgen, dass nicht mehr sie es ist, die das Feuer schüren muss, sondern dass der Patient diese Aufgabe selbst übernehmen kann.

Die Wendung zum Guten muss im Krankheitsfall übrigens nicht heißen, dass man wieder gesund wird, sondern kann auch bedeuten, dass man sich vorstellen kann, zu lernen, mit einer Krankheit umzugehen.

Beispiel Bei Herrn P. wird die Diagnose Chorea Huntington bestätigt, er weiß, dass diese Krankheit mit einem schleichenden körperlichen, kognitiven und geistigen Abbau einhergeht. Trotzdem ist er hoffnungsvoll. Sein Vater hat auch diese Krankheit, er befindet sich bereits in einem fortgeschrittenen Stadium.
Herr P. erlebt, wie der Vater trotz Demenz glücklich sein kann. Wenn die Enkelkinder ihn besuchen, erkennt er die Kinder offenbar nicht, aber sein Gesicht strahlt regelmäßig. Manches Mal weint er auch, und dann lacht er wieder. »Ich glaube, er weint dann vor Freude«, sagt Herr P.
Sein Vater ist sein Vorbild, an dem er sich orientiert. Er sieht nicht nur das Schreckliche dieser Krankheit, er pickt sich das Positive heraus. Es ist bei seinen Erzählungen über den Vater eine Hoffnung zu spüren, dass er einen Umgang mit der Erkrankung finden wird.

Pflegende können Patienten darin unterstützen, ihr Augenmerk auf die positiven Dinge in ihrem Leben zu richten. Sie können jede positive Errungenschaft für sie archivieren (in der Patientenakte dokumentieren!) und stellvertretend positive Zukunftserwartungen für die Patienten hegen.
Immer wieder über positive Erfahrungen zu sprechen, wird negative Gedanken nicht gleich zum Verschwinden bringen, es ist aber ein Anfang, wenn der Patient bzw. die Patientin das gemeinsame Suchen nach positiven Erinnerungen zulässt und ein Interesse an zwischenmenschlichen Beziehungen zeigt.

Mögliche Hoffnungsträger

Wo und wie ein Patient oder eine Patientin Hoffnung schöpft, ist sehr verschieden. Es gibt aber etwas, auf das man achten oder wonach man suchen kann.
Hoffnung braucht Bilder → Für jede Person gibt es – je nach Erfahrung und Alter – andere Hoffnungsträger. Dies zeigte z. B. eine Studie von Miller und Happell (2006), die mit jungen schizophrenen Patienten nach Hoffnung vermittelnden Bildern geforscht haben. Die Jugendlichen mussten in ihrer Umgebung hoffnungsvolle Bilder ausfindig machen und sie fotografieren. Dabei zeigten sich erstaunliche Geschichten über ihr Innenleben, ihren Umgang mit ihren Kräften, was sie lieben und was sie hassen. Die Forscher berichten, dass

sie auf diese Weise vielfältige Einsichten in das Innenleben dieser Jugendlichen bekamen und eine Menge über die Erkrankung Schizophrenie gelernt hätten. Demnach können Pflegefachpersonen Patientinnen und Patienten auffordern, eigene Hoffnungsbilder zu suchen (Edey & Jevne 2007). Bilder können eine Möglichkeit sein, mehr über sich zu erfahren, und so einen Weg zu sich selbst zu finden.

Starke Motive erzeugen Hoffnung → Motivationstheoretisch betrachtet bezieht Hoffnung sich auf Ziele, die das Individuum erreichen kann und will (Stotland 1969). Personen, die eindeutige und starke Motive haben und sich ihrer Fähigkeiten bewusst sind, entwickeln einen ebenso starken Antrieb, die gegenwärtige Situation in ihrem Sinne zu ändern. Sie sind ressourcenorientiert und bewerten ihre Einschränkungen angemessen und ehrlich. Um eine Situation richtig einzuschätzen, braucht es einen klaren Blick und die Bereitschaft, Verantwortung zu übernehmen.

Für die Pflegenden kommt es deshalb darauf an, Wünsche und Bedürfnisse des Patienten zu eruieren, um das Motiv zu finden, das die Person antreiben könnte, etwas zu tun. So wünschen sich leistungsorientierte Personen das Abstecken von Zielen, die es ihnen ermöglichen, sich fortlaufend zu verbessern, wohingegen anschlussmotivierte Personen Angebote für mehr Kontakt mit ihren Mitmenschen schätzen, da ihnen Beziehungen wichtig sind.

Auch die Motive können neu entwickelt werden, da sie sich eventuell durch kritische Lebensereignisse verändern. Pflegende können motiviertes Handeln unterstützen, indem sie helfen, realistische, erreichbare Ziele zu setzen. Damit fördern sie die Wahrnehmung der eigenen Wirksamkeit.

Starke positive Emotionen erzeugen Hoffnung → Roth und Hammelstein (2007) gehen davon aus, dass Hoffnung ein emotionaler Zustand ist. Das heißt, dass Ziele erst durch starke positive Emotionen erreichbar werden. Je stärker die positiven Emotionen sind, desto stärker ist die Hoffnung, das Ziel zu erreichen. Starke Motive in Verbindung mit Lebensfreude sind tatsächlich Hoffnungsgaranten. Pflegefachpersonen können Patienten unterstützen, ihre Bedürfnisse wahrzunehmen, und ihnen helfen, Fähigkeiten zu entwickeln, diese zu befriedigen. Achtsam mit sich und anderen umzugehen, sich wohlzufühlen und genießen zu können, sind weitere Fähigkeiten, die wiederzuentdecken oder zu entwickeln sind.

Glaube verleiht Hoffnung → Aus einer Befragung von Obayuwana und Carter (1982) geht hervor, dass Betroffene die Ausübung von Religion für einen wichtigen Faktor halten. Offen über Religion sprechen zu dürfen und gemeinsam zu beten, darf kein Tabu mehr sein, fordern sie.

Vorbilder geben Hoffnung → Nach Cutcliffe und Grant (2001) nimmt die Pflegefachperson eine Vorbildrolle ein und »inspiriert« den Patienten bzw. die Patientin mit jeder Begegnung. Die Pflegefachperson hofft stellvertretend für den Patienten, weil dieser zurzeit nicht hoffen kann, und teilt ihm dies auch so mit. Hoffnung »inspirieren« wird als feingeistiger Prozess zwischen Pflegenden und Betroffenen beschrieben, bei der schon durch die Haltung der Pflegefachperson ein Hoffnungssamen im Patienten eingepflanzt wird. Damit werden Patientinnen und Patienten indirekt angestoßen, ihren eigenen Weg zu einer hoffnungsvollen Haltung zu suchen.
Es gibt bei Cutcliffe und Grant allerdings auch Beispiele, bei denen der Patient hofft und die Pflegefachperson nicht. Hier ist der Profi aufgefordert, sich Hoffnung vom Patienten vorübergehend zu borgen. So wird Hoffnung geben und nehmen zu einem intensiven Austauschprozess.

Vermittlungswege

Insgesamt tun sich für Pflegende zwei große Felder auf, in denen sich im Alltag Hoffnung systematisch vermitteln lässt: in der Beziehung zum Patienten und in der Wissensvermittlung, also in der Psychoedukation.
Beziehung zum Patienten → Wie schon beschrieben, strahlt die Persönlichkeit der Pflegefachperson Hoffnung und Optimismus aus und wirkt so inspirierend. Sie zeigt sich ressourcenorientiert und hat eine positive Lebenseinstellung. In den vielfältigen Interaktionen mit Patientinnen und Patienten übernimmt sie eine Vorbildrolle, was Selbstbewusstsein, Selbstbestimmung und Selbstwirksamkeit anbelangt. Sie zeigt aber auch Achtsamkeit gegenüber ihren eigenen Bedürfnissen und setzt Grenzen. Sie handelt nach ihrer Überzeugung trotz möglicher Nachteile, z. B. mehr Kommunikationsaufwand im interdisziplinären Team.
Eine Hoffnung vermittelnde Pflegefachperson kann in schwierigen Situationen Hoffnung für den Patienten bewahren, aber auch umgekehrt Hoffnung vom Gegenüber, z. B. einer Kollegin, annehmen und weitergeben. Sie kann Trost spenden. Ihre Beziehungsangebote gestalten sich offen, effektiv und meist intensiv. Ihre Haltung ist geprägt durch einfühlendes Verstehen, Akzeptanz und positive Wertschätzung (Rogers 2004).
Psychoedukation → Pflegende vermitteln Patientinnen und Patienten Informationen, um die Komplexität von Krankheit und Gesundheit im Zusammenhang mit ihrer persönlichen Krise zu verstehen. In Gruppen oder in

Bezugspersonengesprächen lernen Patienten, welche Faktoren für den Erhalt psychischer Gesundheit wichtig sind und wie sie ihre Situation begreifen können. Sie lernen Methoden, die geeignet sind, selbstständig und selbstorganisiert auf Krisen zu reagieren. Sie erfahren dabei, was Hoffnung für ihren persönlichen Recoveryweg bedeutet und wie sie Hoffnung selbstständig ergreifen und einsetzen können. Parallel schätzt die Pflegefachperson kontinuierlich die Hoffnung bzw. Hoffnungslosigkeit des Patienten ein und gibt Anregungen, die seiner Lernfähigkeit und seiner Motivation entsprechen. Gemeinsam werden Lernziele vereinbart und ein Informations-, Schulungs- und Beratungsplan entwickelt (Mashiach-Eizenberg u. a. 2013).

Das gezielte Vermitteln von Wissen und Fertigkeiten, wie Patienten Hoffnung ergreifen können, und die Hoffnung inspirierenden Interventionen und Gesten der Pflegefachperson in Phasen, in denen Patienten hoffnungslos sind, bedürfen einer ressourcenorientierte Haltung und einer Bejahung des Menschen, so wie er ist. Durch Anerkennen des individuellen Leids gesellt sich zur Hoffnung der Trost hinzu. Demut und Empfindsamkeit dem Leid gegenüber, das von den Patienten empfunden wird, weckt in Kombination mit einer hoffnungsvollen Haltung die Lust, zu lernen und sich auf Neues einzulassen.

Hoffnung professionell einschätzen

Eine große Herausforderung in der Pflege ist es, eine gemeinsame Sprache und eine gemeinsame Interpretation von Pflegeproblemen und Pflegephänomenen zu finden. Nach wie vor ist die Meinung stark verbreitet, dass die Dokumentation von Pflegediagnosen, Interventionen und Evaluation mehr Aufwand als Nutzen mit sich bringen. So stellt die Pflegedokumentation für viele nur eine lästige Pflichterfüllung dar. Nicht immer wird hinterfragt, warum es zu verschiedenen Interpretationen eines Falls kommt und somit zu komplett anderen Pflegediagnosen. Ebenso wird zu wenig hinterfragt, wie der Fall ausgegangen wäre, hätte man eine andere Pflegediagnose gewählt. Häufig ist es jedoch die Art der Dokumentation, die nichts taugt. Fehler bei der Datenerhebung und -sammlung, mangelnde Analysekenntnisse und -fertigkeiten sowie der Verzicht auf die Aufstellung mehrerer Hypothesen führen zu fehlerhaften Interpretationen der Daten.
Pflegediagnosen sind eine enorme Hilfe, weil sie eine klinische Beurteilung der Erfahrungen und Reaktionen des Patienten, seiner Familie und seines sozialen Umfelds darstellen, aber auch aktuelle und potenzielle Probleme im Lebensprozess abbilden. Mit der richtigen Pflegediagnose lassen sich passende Pflegeinterventionen einfach ableiten (Herdman & Kamitsuru 2019; Doenges u. a. 2018; Doenges & Moorhouse 2016). Und wenn der Weg, den die Pflegefachperson mit dem Patienten eingeschlagen hat, nicht der richtige ist, kommt es auf die Bereitschaft an, die Veränderungen zu evaluieren, sich zu korrigieren und etwas Neues zu probieren.
Die Nutzung valider Instrumente garantiert eine genaue Pflegediagnose, die dem Einzelfall gerecht wird. Das Argument, für genaue Einschätzungen fehle in der Praxis häufig die Zeit, leuchtet in Zeiten des Personalmangels schnell ein. Manchmal ist es aber auch die Unkenntnis von validen Instrumenten und fehlende Routine, die zu einem unvollständigen Assessment führen. Tatsache ist: Pflegefachpersonen, die sich die Mühe einer exakten Pflegediagnose machen, ersparen sich in der Folge viel Arbeit, Zeit und Nerven, denn sie können erreichbare und nicht erreichbare Ziele unterscheiden, die Interventionen auf erreichbare Ziele ausrichten und somit schneller Erfolgserlebnisse – und Hoffnung – bewirken.

Eine Pflegediagnose kann natürlich erst nach einem sorgfältigen Assessment gestellt werden. Das Assessment ist der erste Schritt, um den Grad der Hoffnungslosigkeit und der Hoffnung zu erfassen und die Inhalte zu identifizieren, mit denen Hoffnung bzw. Hoffnungslosigkeit verbunden werden. Dazu können verschiedene Methoden genutzt werden: die Beobachtung des Verhaltens, das freie Interview, der schon vorgestellte Hoffnungsbaum (siehe S. 27) und verschiedene Skalen zur Selbsteinschätzung. Gleichzeitig sollte die individuelle Bedeutung der Hoffnung erfragt werden und auch eine Einschätzung durch die Pflege auf Grundlage der Fragebögen und eigener Beobachtung erfolgen. Weiter gilt es, die Auslöser und Quellen zu eruieren und zu verstehen, wie sich Hoffnung und Hoffnungslosigkeit in Beziehung zum Bewältigungsverhalten präsentieren. Hoffnung und Hoffnungslosigkeit können gleichzeitig mit verschiedenen Symptomen auftreten.

Um Hoffnung und Hoffnungslosigkeit erkennen und valide einschätzen zu können, sollten immer mehrere Instrumente eingesetzt werden (Farran u. a. 1999, S. 76). Die Auswahl der Instrumente wird am besten in einem Gespräch durch die Bezugspflegeperson geklärt. Bevor ein Gespräch begonnen wird, muss man sich allerdings überlegen, wen man vor sich hat. Hoffnungsbilder sehen bei gesunden und kranken Menschen, jungen und alten und je nach Krankheitsbild anders aus. Auch gibt es kulturspezifische Unterschiede, wie Hoffnung interpretiert wird. Werte, Überzeugungen sowie Spiritualität können in den verschiedenen Lebensphasen durch äußere Umstände wie z. B. Migration, Flucht oder Schmerzen plötzlich ganz anders aussehen. Diese Umstände müssen erst eruiert werden, bevor man sich dem Thema Hoffnung selbst zuwendet.

Dann erst kann man versuchen, herauszufinden, wo die Patientin bzw. der Patient steht, ob ihm seine Hoffnungslosigkeit bewusst ist, ob er Hoffnung vermittelnde Bilder und Vorbilder hat, um welche individuellen Bilder oder Geschichten es sich dabei handelt und wie er sie einsetzten kann (Parkes & Freshwater 2012).

PRAXISTIPPS

- Beachten Sie bei der Einschätzung, dass der Rahmen der Klinik eine Verfälschung darstellen kann, aber auch die Tageszeit, gerade vorgefallene Ereignisse oder vorangegangene Gespräche, Medikamente, Besuchszeiten oder die momentane Konzentrationsfähigkeit des Patienten.
- Beziehen Sie die Beobachtungen Ihrer Kolleginnen und Kollegen mit ein. Nutzen Sie dic Dokumentation des Pflegeteams mit den vielleicht schon bei früheren Behandlungen erhobenen Daten.

Aufbau einer therapeutischen Beziehung

Die Herstellung einer therapeutischen Beziehung ist eine Voraussetzung für die Vermittlung von Hoffnung. Diese therapeutische Beziehung wird in Bezugspersonengesprächen aufgebaut und gepflegt. Gleichzeitig kann in Bezugspersonengesprächen auch der Hoffnungsgrad ermittelt werden.

Bezugspersonengespräche erfordern Vertrauensbildung, Informationssammlung sowie empathisches und das Gesagte ordnendes Zuhören. Eine sorgfältige Planung ist für den positiven Verlauf des Gesprächs sehr wichtig. Ein guter Einstieg hilft sehr, ein gutes Ergebnis herbeizuführen.

Hilfreiche Faktoren sind nach Forchuk und Reynolds (2001), die zahlreiche Patientinnen und Patienten dazu befragten, fürsorgliche Eigenschaften der Pflegefachperson und eine transparente Vorgehensweise. Konkret ist es für Patienten wichtig, wie die Zusammenarbeit umgesetzt werden kann, wie es zu einem Behandlungsplan kommt und wie die gemeinsame Entwicklung von Zukunftsplänen aussieht. Patienten betonten außerdem, wie wichtig es ihnen sei, dass die Pflegefachperson von ihrer Grundhaltung her freundlich, vertrauenserweckend und authentisch auftritt. Sie sollte echtes Interesse und Verständnis im Gespräch zeigen und nicht kontrollierend auftreten. Das Wichtigste war den Patienten jedoch, dass die Pflegefachperson zuhören kann. Die Beziehung zu Pflegenden erschien den Patienten dann gut, wenn ein Gefühl von Verbundenheit entstanden war. Für die Behandlung selbst war es den Patienten wichtig, dass sie nach den Bezugspersonengesprächen größere Klarheit über ihre Situation hatten (mehr dazu in Hans 2012, S. 11–15).

Zur Vorbereitung der Gespräche sind auch Aspekte wie die Räumlichkeit und die Zeit zu beachten: Ein ungestörtes, nicht zu knappes Zeitfenster, in dem es nur um die Anliegen der Betroffenen geht, ist notwendig, damit das Aufnahmeassessment gelingt. Man darf zu diesem Zweck auch ruhig ein Besetzt-Schild vor das Besprechungszimmer hängen. Das Besprechungszimmer sollte aufgeräumt, gelüftet sein und eine gute Atmosphäre ausstrahlen (ggf. mit Aromaölen arbeiten). Wenn Sie während des Gesprächs Zeichen von Erschöpfung bemerken, setzen Sie das Gespräch lieber zu einem späteren Zeitpunkt fort (mehr zum Aufbau der Beziehung im Kapitel »Basisinterventionen«).

Ziel der Bezugspersonengespräche ist es, relevante Fakten und Tatsachen zusammenzutragen, um Umfang, Dauer, Frequenz, Intensität und Art der Pflege festzulegen zu können. Während der Pflegemaßnahme läuft das Sammeln von Informationen kontinuierlich im Alltag weiter, damit der Verlauf der durchgeführten Pflege und die Reaktion der Patienten nachvollzogen werden kann. Nicht zuletzt muss auch die Effektivität der durchgeführten Pflege evaluiert werden, damit gegebenenfalls die Interventionen angepasst, verändert oder korrigiert werden können. So wird die Pflegebeziehung weiter ausgebaut, die intrinsische Motivation des Patienten wird gefördert und seine Autonomie gestärkt.

Beobachtung des Verhaltens

Hoffnungslosigkeit zeigt sich nicht nur im Gespräch, sie lässt sich auch an Verhaltensweisen ablesen, wie Rückzug, Antriebslosigkeit, allgemeines psychisches Unbehagen, soziales »Sichausklinken«, Abnahme verbaler Äußerungen, oder am nonverbalen Ausdruck von Körperhaltung und Gesichtszügen. Da es bei Hoffnungslosigkeit zu einer Abflachung der Gefühle kommt, schlägt sich dies im Gesichtsausdruck nieder. Weitere beobachtbare Symptome sind ein Achselzucken als Antwort auf Fragen, geschlossene Augen und ein ablehnender Gesichtsausdruck. Auch ein gestörtes Schlafmuster und Appetitlosigkeit weisen auf Hoffnungslosigkeit hin (vgl. Berger u. a. 2008, S. 116; Eberl 2006, S. 330).

Beispiel Als Frau M. in die Klinik kam, zeigte sie starke Symptome von chronischer Erschöpfung und Niedergeschlagenheit. Sie konnte sich nicht mehr konzentrieren, wollte nichts mehr unternehmen und war auch sich selbst gegenüber achtlos. Sie lebte vorwiegend im Bett. Im Bett sah sie fern, hörte Musik, schlief und las. Sie verließ das Bett nur zum Rauchen und zum Essen, aber auch dies unregelmäßig.

Frau M. schien auf keinerlei Gefühle zurückgreifen zu können, sagte nur, dass sie sich gefangen in ihrem müden Körper fühle. »Mir kann man nicht mehr helfen, es ist aus«, meinte sie. Dabei schloss sie die Augen und beendete damit das Gespräch.

Die Beobachtung von Frau M. legte den Zustand fortgeschrittener Hoffnungslosigkeit nahe. Das Pflegeteam überlegte, ob Suizidalität bestehe. Um einer eventuellen Kurzschlusshandlung zuvorzukommen, schaute eine Pflegefachperson in den ersten Stunden regelmäßig vorbei. Dem Team war aber auch klar, dass Beobachtungen allein keine valide Methode zur Einschätzung von Hoffnungslosigkeit ist. Gemeinsam wurde überlegt, wer wann mit Frau M. ausführlicher sprechen und sich als Bezugsperson vorstellen würde.

Das Gespräch – Leitschemen

Erst wenn die Patientin im Bezugspflegegespräch von ihren Erfahrungen mit Hoffnung und Hoffnungslosigkeit berichtet, kann man den Hoffnungsstand einschätzen und die Bedeutung von Erlebnissen und der ihnen folgenden positiven oder negativen Veränderungen einordnen.
Dazu bedarf es des aktiven Zuhörens. Es sind oftmals einzelne Wörter, die ein Indiz darstellen (siehe das Beispiel S. 34). Notieren Sie während des Gesprächs auffällige Wörter und Redewendungen und fragen Sie genau nach, was damit gemeint ist. Ermutigen Sie Patientinnen und Patienten, ihre Geschichte zu erzählen, und zeigen sie echtes Bemühen, die Geschichte zu verstehen.
Achten Sie auch auf die nonverbale Sprache des Betroffenen: Unterstreicht der Gesichtsausdruck, was der Patient sagt? Was verraten Atmung und Lautstärke? Wie ist die Gestik? Überprüfen Sie Ihre Wahrnehmung im Gespräch: »Ich sehe, dass Sie tief durchatmen müssen. Die Erfahrung geht Ihnen sehr nahe, nicht?«
Um die verschiedenen Einschätzungskomponenten im Gedächtnis behalten zu können, schlagen Farran und Kollegen (1999) folgende Leitschemen mit den Akronymen HOPE und GRACT vor, die in Gesprächen eine gute Gedächtnisstütze sein können. Sie finden sie mit den Beispielfragen auch im Downloadbereich des Buches.

HOPE ist das Leitschema für die Abklärung des aktuellen Zustands. Die einzelnen Komponenten sind:
H(ealth) – Gesundheit,
O(ther) – andere, relationaler Prozess,
P(urpose) – Sinn,
E(ngaging process) – rationaler Prozess.

Möglichen Fragen für ein Interview zur Einschätzung der Hoffnungslosigkeit sind:

- Wie erleben Sie die Hoffnungslosigkeit gerade?
- Was lässt Sie gerade so hoffnungslos sein?
- Wann ist es besser, wann ist es schlechter?
- Haben Sie eine Idee, warum die Hoffnungslosigkeit auftritt?
- Welche Gefühle dazu können Sie identifizieren?
- Wie zeigt sich die Hoffnungslosigkeit speziell in Alltagssituationen?
- Welchen Sinn würden Sie persönlich der Hoffnungslosigkeit zuschreiben?
- Wie reagiert Ihr Umfeld auf Ihre Hoffnungslosigkeit?

Mögliche Fragen zur Einschätzung der Hoffnung sind:

- Können Sie Hoffnung empfinden?
- Was ist für Sie Hoffnung?
- Wann haben Sie Hoffnung?
- Welche Gefühle lösen bei Ihnen Hoffnung aus?
- Wie ist Ihre Beziehung zu Ihren Angehörigen, Freunden?
- Welche Hilfe erwarten Sie von mir, den Angehörigen, den Freunden?
- Aus welcher Quelle schöpfen Sie Hoffnung?
- Welche Rolle spielt bei Ihnen Spiritualität, der Glaube an etwas Höheres?
- Welchen Sinn hat Ihr Leben?

GRACT ist das Leitschema zur Abklärung individueller Hoffnungsstrategien:
G(oals) – Ziele,
R(essourcen) – Fähigkeiten,
A(ctive process) – aktiver Prozess,
C(ontrol) – Kontrolle,
T(ime) – Zeit.

Mögliche Fragen zur Erkundung von Hoffnungsstrategien sind:

- Welche Ideen oder Ziele hätten Sie, wenn die Hoffnungslosigkeit nicht bestehen würde?
- Sind Ihre ausgesprochenen Ziele im Alltag ersichtlich? Leben Sie diese?
- Was sind Ihre persönlichen Stärken in Bezug auf die Bewältigung eines Problems?
- Was soll zukünftig versucht werden, um die Hoffnungslosigkeit zu bearbeiten?
- Was wurde in der Vergangenheit versucht, um die Hoffnungslosigkeit zu bearbeiten?
- Können Sie das Problem lösen? Welchen Plan dazu haben Sie?
- Wie haben Sie frühere schwierige Situationen gemeistert?
- Wo sind Ihre Hoffnungswurzeln? In der Vergangenheit, in der Gegenwart oder in der Zukunft? (Hier kann man das Arbeitsblatt »Hoffnungsbaum« nutzen.)

Beispiel Die Bezugspflegerin lädt Frau M. zu einem ersten Gespräch im Besprechungszimmer ein. Dort ist es ruhig, Pflanzen sorgen für ein freundliches Raumklima und Getränke gibt es auch. Trotz des angenehmen, wohlwollenden und wohltuenden Milieus ist nur ein kurzes Gespräch möglich. Erstens soll die Patientin nicht gleich am ersten Tag überfordert werden, zweitens ist

schnell ersichtlich, dass sie die Konzentration und Kraft für eine ausführliche Exploration nicht aufwenden kann. Es gelingt der Bezugspflegerin aber, mit den HOPE-Leitfragen ein paar Eckdaten zu sammeln.
(H) Frau M. leidet unter einer Schilddrüsenunterfunktion und seit geraumer Zeit unter Sarkoidose, eine diffuse Erkrankung, die die Patientin verzweifeln lässt.
(O) Weiter erfährt die Pflegefachfrau, dass Frau M. ihre Wohnung räumen muss und nicht weiß, wie sie das organisieren kann. Sie hat bereits eine neue Wohnung, was an sich positiv ist, was sie jedoch nicht aktiv werden, sondern im Gegenteil erstarren lässt.
(P) Frau M. denkt, dass ihr Leben keinen Sinn mehr hat, sie hat jegliche Freude verloren. Als die Pflegefachfrau sie bittet, auf einer Skala von 1 (Hoffnungslosigkeit) bis 10 (Hoffnung) einzuschätzen, wie viel Hoffnung sie hat, sagt Frau M. spontan 1. Da die Pflegefachfrau weiß, dass mit einer großen Hoffnungslosigkeit das Suizidrisiko groß ist, fragt sie Frau M., ob sie manchmal daran denke, sich das Leben zu nehmen. Die Patientin beantwortet die Frage mit einem Ja.
(E) Die Pflegefachfrau fragt Frau M., wie konkret ihre Gedanken an den Tod sind, was sie am Leben hält und welche Gedanken für das Leben sprechen. Diese Gedanken werden sehr genau ausformuliert, ebenso werden die daraus resultierenden Konsequenzen gemeinsam betrachtet. Am Schluss des Gesprächs sagt Frau M., sie würde sich »nichts antun«, schon wegen ihrer Tochter. Wenn Frau M. von ihrer Tochter erzählt, belebt sich ihr Gesicht ein wenig. Sie berichtet noch von sich aus, dass ihre Tochter in einem anderen Land studiert und dass sie sehr stolz auf sie ist.

Nach Rücksprache mit einer Kollegin stuft die Pflegefachfrau das Suizidrisiko als mäßig ein.
Es ist wichtig, dass die Pflegefachperson ihre Einschätzung reflektiert. Sie muss jedem Hinweis oder jeder Unsicherheit eines Teammitglieds nachgehen und dies prüfen.

Bernd Kozel (2015): Professionelle Pflege bei Suizidalität. Köln: Psychiatrie Verlag.
Vermittelt fundiertes Wissen und praktisches Handwerkszeug für den Umgang mit suizidalen Patientinnen und Patienten.

PRISM

Ein Instrument, das effektiv seelisches Leiden erfasst und rasch und umfassender als mit herkömmlichen Methoden einen zielführenden Behandlungsprozess einleiten kann, ist PRISM (Pictorial Representation of Illness and Self Measure). 1995 von Stefan Büchi (Universität Zürich) und Tom Sensky (Imperial College, London) entwickelt, verbreitete sich PRISM auch aufgrund seiner leichten Erlern- und Anwendbarkeit schnell. In der Annahme, dass gestörte Beziehungen zu sich selbst, zu anderen, zu Tätigkeiten und Objekten der Grund seelischen Leids sind, werden individuelle Beziehungsmuster mithilfe farbiger Scheiben auf einer Platte intuitiv in Szene gesetzt. Dies schafft die visuelle Grundlage für ein Denken und Handeln in Alternativen. Das Instrument kann dafür genutzt werden, über Alternativen nachzudenken, indem man die dann vermutlich entstehenden Beziehungsmuster probeweise darstellt.
Mit PRISM wird in unserem Fall nicht nur nach dem Problem gefragt, sondern nach dem Effekt des Problems. Ebenso verfährt man mit den Ressourcen, den Hoffnungsquellen und der möglichen Suizidalität oder der Hoffnungslosigkeit. Dabei handelt es sich um eine Darstellung dessen, was die Beziehung des Patienten zum Problem oder zu seinen Ressourcen ausmacht. Visuell stellt sich das so dar, dass es eine Distanz der Scheiben durch die verschiedene Platzierung gibt. Nicht nur die Beschreibung der Scheiben ist wichtig, sondern auch die Distanzen der Scheiben zueinander. Darauf aufbauend können Therapieziele und Strategien erarbeitet und Entwicklungsprozesse angestoßen werden. Dazu wendet man einen validierenden Gesprächsstil an.

https://prismium.ch/de/allgemeines-kopie.html
Hier finden Sie einen kleinen Beitrag, der in wenigen Worten die Methode erklärt, die sehr leicht zu erlernen und anzuwenden ist.

Beispiel Bei der Aufnahme wird bei Frau M. mit PRISM, einer weißen Platte mit einer großen gelben Scheibe, eine Ersteinschätzung vorgenommen. Die Platte wird so vor Frau M. platziert, dass die gelbe Scheibe rechts unten zu liegen kommt. Ihre Bezugspflegerin erklärt Frau M., das weiße Feld solle ihr Lebensfeld darstellen, die gelbe Scheibe ihre Person.
Die Bezugspflegerin gibt Frau M. noch drei weitere farbige Scheiben: eine rote Scheibe für ihr Problem, eine schwarze Scheibe für ihre Hoffnungslosigkeit und / oder Suizidalität sowie eine blaue Scheibe für ihre Ressourcen und / oder Hoffnung. Frau M. beschreibt ihr Problem und setzt die rote Scheibe auf die Platte, ebenso verfährt sie mit allen anderen Scheiben und setzt sie in eine Verbindung zu ihrer

Person (gelbe Scheibe). Dabei wird jede Platzierung möglichst genau beschrieben, ebenso die Beziehung, die in der Distanz dargestellt ist. Die Bezugspflegerin notiert in Stichworten, was die Patientin erzählt (siehe Abbildung 6).

Abbildung 6 **Die erste PRISM-Analyse von Frau M.**

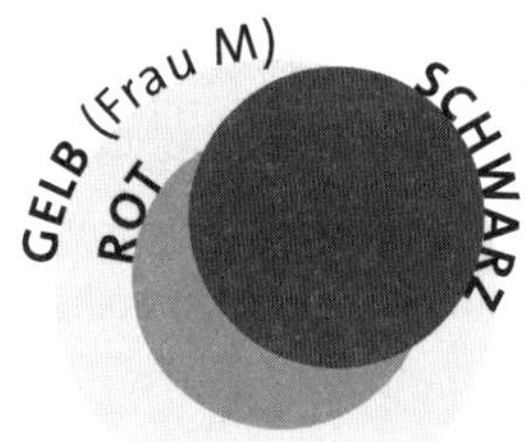

BLAU erste Sichtung der Ressourcen	**ROT** erste Sichtung der Probleme	**SCHWARZ** erste Sichtung von Hoffnungslosigkeit und Suizidalität
• intellektuelle Fähigkeiten (war Mathematiklehrerin) • versteht Zusammenhänge (kann analysieren) • hat soziale Fähigkeiten (vermisst Kontakte) • künstlerische Begabung (liebt Musik) • weiß, dass sie Hilfe benötigt • will Hilfe annehmen • weiß über ihre Medikamente Bescheid	• keine Arbeit mehr gefunden • hat sich ganz auf ihren Expartner verlassen • wurde von ihm hinters Licht geführt • »die Ehe hat mein Leben kaputt gemacht« • alle sozialen Kontakte sind weggebrochen	• lebt hauptsächlich im Bett • raucht täglich 2 und mehr Schachteln Zigaretten • trinkt täglich 12 und mehr Tassen Kaffee • verspürt keine Freude • hat keine Lust auf Aktivitäten • weint täglich mehrmals • denkt daran, dem Leben ein Ende zu machen

Eine erste Interpretation wird gemeinsam mit der Patientin vorgenommen: Ihre Probleme, ihre Sarkoidose und den anstehenden Umzug, scheint Frau M. nicht aktiv angehen zu können; die Hoffnungslosigkeit hat sie derart im Griff, dass sie ihre Ressourcen, die ihr durchaus bewusst sind, nicht gezielt einsetzen kann.

Der Vorteil von PRISM ist, dass die Patienten ohne große Erklärungen verstehen, worum es geht. Sie können sofort Antwort geben auf eigentlich komplizierte Zusammenhänge. Ein Patient erzählte im Nachhinein, es sei wie ein Spiel, das ihm das Erzählen erleichtert.
Sofort entsteht ein erster Perspektivwechsel auf die problembeladene Situation. Ebenso ändert sich der Stil des Aufnahmegesprächs. Es bewegt sich weg vom Frage-Antwort-Stil. In einer Aufnahmesituation sind Patienten immer nervös und angespannt, darum kann es von großem Vorteil sein, wenn der Fokus weg von der Person hin auf die Tafel vor ihr verschoben wird. Da Fragende und Befragte auf denselben Gegenstand schauen, könnte man sagen, dass es dadurch bereits zu einer ersten gemeinsamen Arbeit kommt.

Beispiel Mit Frau M. wird nun in allen weiteren Gesprächen mit den gewonnenen Informationen weitergearbeitet. Das Leitschema GRACT hilft der Bezugspflegerin, die Frage nach möglichen Hoffnungsstrategien schnell zu vertiefen. PRISM wird genutzt, um spielerisch mögliche Handlungsalternativen zu erforschen.
Nach einiger Zeit beginnt sich der apathische Zustand der Patientin zu lösen, Frau M. fängt an, sich aktiv am Stationsalltag zu beteiligen. Etwas später meistert sie eine Belastungserprobung zu Hause gut. Danach bietet die Bezugspflegerin Frau M. an, sich wieder mit PRISM einzuschätzen, um die aktuelle Situation mit der Anfangssituation zu vergleichen.
Diese Einschätzung bringt nun etwas Erstaunliches zutage. Obwohl Frau M. sich sichtlich verändert hat, schätzt sie sich genauso ein wie beim ersten Mal. Was ist geschehen und wie lässt sich das erklären?

Erst bei der zweiten Exploration kommen diverse drängende Probleme zum Vorschein, die bei der ersten Exploration von Frau M. nicht thematisiert worden sind: der abgebrochene Kontakt mit der Tochter, die fehlenden Freunde, die gescheiterte Ehe, das Fehlen einer sinnerfüllten Tätigkeit, das Gefühl, die Heimat verloren zu haben und keine neue mehr finden zu können. Das erklärt, warum der Leidensdruck von Frau M. weiter hoch ist.

Skalen zur Einschätzung von Hoffnung

Es gibt einige Skalen zur Einschätzung von Hoffnung und Hoffnungslosigkeit, aber nicht alle berücksichtigen die gleichen Aspekte. Auch lassen sich in der klinischen Praxis nicht alle gleich gut einsetzen.

Die einfachste Einschätzung von Hoffnung und Hoffnungslosigkeit besteht in einer Selbsteinschätzung der Patientinnen und Patienten auf einer Skala von 1 bis 10, wobei 1 Hoffnungslosigkeit und 10 Hoffnung bedeutet (Miller 1989; siehe auch das Beispiel von Frau M. auf S. 80). Diese Einschätzung ist grob, die Hintergründe werden nicht erfragt. Sie kann aber helfen, sich rasch ein Bild zu machen, um zu sehen, in welche Richtung man weitergehen kann.

Für die differenzierte und strukturierte Einschätzung der Hoffnung und Hoffnungslosigkeit werden im Folgenden vier Skalen vorgestellt, die für den klinischen Bereich entwickelt wurden und sich als valide und reliabel erwiesen haben. Sie stellen Basisinstrumente dar, mit denen man die Stärke der vorhandenen Hoffnung ermitteln kann. Sie helfen vor allem Pflegefachpersonen, die mit verschiedenen Altersgruppen arbeiten, wie es oft auf einer Akutstation der Fall ist. Jede der Skalen kann Basis für die darauffolgenden Gespräche sein, kann helfen, Ziele zu setzten und die richtigen Interventionen abzuleiten. Das heißt auch: Die Nutzung der Skalen ist nur dann sinnvoll, wenn dadurch ein Verständnis des individuellen Hoffnungsbildes entsteht und anschließend entsprechende Maßnahmen ergriffen werden (vgl. Bartholomeyczik 2009, S. 212).

Alle Skalen können nicht nur am Beginn des Pflegeprozesses, sondern auch während der Behandlung zum Einsatz kommen, um die Veränderungen zu erkennen und zu beschreiben. Dadurch wird auch die Wirksamkeit von pflegerischen Maßnahmen evaluiert.

PRAXISTIPPS

- Auch wenn die Nutzung der Skalen zur Erfassung von Hoffnung einfach erscheint, sind Fachkenntnisse nötig. Wenden Sie kein Instrument an, mit dem Sie sich nicht im Vorfeld ausführlich auseinandergesetzt haben.
- Nutzen Sie die Skalen nur, wenn sie einen Bezug zur pflegerischen Praxis aufweisen.
- Überlegen Sie, ob die akute Symptomatik es gestattet, dass die Patientin oder der Patient den Bogen selbst ausfüllt. Auf alle Fälle ist es mit dem Bogen leichter, den Fragen eine bestimmte Richtung zu geben. Der Bo-

gen kann als Gedächtnisstütze dienen und direkt in die Dokumentation eingebracht werden.

Um den klinischen Rahmenbedingungen gerecht zu werden, werden hier Skalen vorgestellt, die nur wenige Fragen haben, d.h., die Zeit für das Erfassen der Antworten liegt in einem Rahmen, der in der Pflegepraxis vertretbar ist.
Der überschaubare Umfang der Fragen trägt auch der Tatsache Rechnung, dass psychisch kranke Menschen müde, erschöpft oder konzentrationsschwach sind. Es sind hier eine Skala mit 12 Items, die unabhängig von der Diagnose eingesetzt werden kann (Herth-Hoffnungsindex), eine Skala mit 12 Items, die explizit für Menschen mit der Diagnose Schizophrenie entwickelt wurde (Schizophrenie-Hoffnungsskala), ein etwas ausführlicherer Bogen mit 24 Fragen, der für junge Menschen geschaffen wurde (Hindsche Hoffnungsskala), und eine Skala mit 30 Items für den geriatrischen Bereich.
Zu beachten ist, dass alle Instrumente aus dem angloamerikanischen Kulturkreis stammen. Leider gibt es noch wenige Studien über die kulturspezifische Bedeutung von Hoffnung und Hoffnungslosigkeit. Für die zunehmende Zahl von Menschen aus Nahost oder Afrika, mit denen die Pflege in den psychiatrischen Kliniken, Flüchtlingszentren und Arztpraxen konfrontiert ist, wäre dies von großer Bedeutung. Herth (1992) folgerte aus seinen Studien, dass es zumindest Unterschiede gibt, die religiös bedingt sind. Er empfiehlt, bei der Erhebung und Interpretation der Daten auf den soziokulturellen Kontext, die alltäglichen Lebensbedingungen, die kulturelle Bedeutung von psychischen Erkrankungen, die geistigen Fähigkeiten und das Alter der Befragten zu achten.
Auch dies sei noch explizit gesagt: Der Einsatz eines Einschätzungsinstruments führt noch zu keiner richtigen Pflegediagnose. Es darf keineswegs nur ein Instrument verwendet werden. Es müssen immer mehrere Komponenten – wissenschaftliche Erkenntnis, Beobachtung, Intuition u.a. – eine Rolle spielen. Verlassen Sie sich nicht nur auf ein schulmäßiges Vorgehen, sondern setzen Sie den gesunden Menschenverstand ein. Die Auswertung von gesammelten Daten und Informationen erfordert eine fachliche Interpretation vor dem Hintergrund der Erfahrung der Pflegefachperson, ihres Wissens und der Lebenswelten der Patienten.
Wenn Sie ein Risiko wie Suizidalität erfassen wollen, das in Zusammenhang mit Hoffnungslosigkeit häufig auftritt, muss ein weiteres Instrument hinzugezogen werden (z.B. die NGSR-Skala, vgl. Kozel 2015), weil Sie dann nicht nur einen Zustand beschreiben sollten, sondern eine Prognose stellen müssen.

Herth-Hoffnungsindex

Der Herth-Hoffnungsindex (Herth 1992) ist geeignet zur Verfolgung des Gesundungsprozesses von psychisch Kranken (vgl. Abbildung 7, S. 81). Es handelt sich um eine subjektive Einschätzung, die keine Aufschlüsse darüber gibt, welche konkreten Interventionen durchzuführen sind. Dieser kurze Bogen empfiehlt sich für Patientinnen und Patienten, die sich noch in einem sehr leidenden Zustand befinden, schnell ermüden und sich noch nicht über einen längeren Zeitraum konzentrieren können.

Schizophrenie-Hoffnungsskala

Mit der neun Items umfassenden Schizophrenie-Hoffnungsskala (SHS-9) wurde ein gültiges und zuverlässiges Instrument für Menschen mit Schizophrenie entwickelt. Choe (2014), der die Skala entwickelt und mit fast 350 Patienten erprobt hat, ist überzeugt, dass diese prägnante Skala es einfach macht, das Konstrukt Hoffnung zu quantifizieren. Das Instrument ist tatsächlich für die Pflege leicht zu nutzen und kann die Wirksamkeit pflegerischen Interventionen zur Hoffnung gut evaluieren (vgl. Abbildung 8, S. 82). Die wenigen Fragen sind einfach und klar formuliert, sodass es auch mit einem Menschen in einer Krise möglich ist, über Hoffnung zu sprechen.

Mit der Schizophrenie-Hoffnungsskala kann auch die Vorgeschichte des Patienten erforscht werden. Dabei kommen oftmals schwierige Erfahrungen zur Sprache. Patientinnen und Patienten mit Schizophrenie erleben z. B. Fremd- und Selbststigmatisierung besonders stark. Das Wissen darüber kann eine solide Grundlage für die Vermittlung von Hoffnung schaffen, indem das Wiederaneignen eines verloren gegangenen Zukunftsbildes oder überhaupt erst die Schaffung einer Vision für das künftige Leben (je nach Alter des Patienten) angegangen werden kann.

Beispiel Herr O. kämpfte mehrere Jahre mit diffusen Gefühlen, dass etwas mit ihm nicht stimme. Sein Umfeld hatte diese Veränderung zunächst überhaupt nicht wahrgenommen, bis Herr O. mit seinen Angehörigen nicht mehr richtig kommunizieren konnte. Dauernd hatte er störende Gedanken, die ihn das Gegenteil von dem machen ließen, was er sich vorgenommen hatte zu tun. So entstand eine große Verunsicherung, die Herrn O. immer mehr in den sozialen Rückzug trieben. Er entwickelte schlimme Ängste, die Kontrolle über sein Leben zu verlieren. Er flüchtete sich in ein wirres spirituelles Konstrukt, welches ihm Halt zu geben schien. Er glaubte, dass er auserwählt sei, Leid auf sich zu nehmen.

Abbildung 7 Der Herth-Hoffnungsindex (nach Herth u.a. 1995, S. 201) **mit den Antworten von Frau M. nach zwei Monaten Klinikaufenthalt**

	Ich lehne diese Aussage entschieden ab	Ich lehne dieses Aussage ab	Ich stimme dieser Aussage zu	Ich stimme dieser Aussage entschieden zu
1. Ich habe eine positive Lebenseinstellung.		X		
2. Ich habe kurz-, mittel-, und langfristige Ziele		X		
3. Ich bin einsam.			X	
4. Am Ende jedes Tunnels sehe ich ein Licht.			X	
5. Mein Glaube gibt mir Trost.	X			
6. Ich habe Angst vor meiner Zukunft.			X	
7. Ich erinnere mich an glückliche Zeiten.				X
8. Ich verfüge über eine tiefe innere Stärke.		X		
9. Ich kann Liebe und Fürsorge geben und nehmen.			X	
10. Ich habe eine Orientierung in meinem Leben.		X		
11. Für mich hat jeder Tag eine Möglichkeit.			X	
12. Mein Leben ist sinn- und wertvoll.			X	

Als Herr O. mehrere Tage nicht mehr schlafen konnte, nichts mehr aß und sein Zimmer nicht mehr verließ, kam es zur Einweisung in die Klinik. Seine erste Einschätzung mithilfe der Schizophrenie-Hoffnungsskala ist mit --- markiert, seine letzte vor der Entlassung mit x. Er schrieb bei der Aussage 4., »Meine Zukunft ist glänzend«: »Ich habe Hoffnung. Noch glaube ich nicht so recht daran, aber vielleicht habe ich Glück und es wird doch alles gut. Dann wäre meine Zukunft wie ein Stern, der aufgeht.« <

Abbildung 8 Die Schizophrenie-Hoffnungsskala mit den Antworten von Herrn O. bei Eintritt (---) und Austritt (x)

Items	Stimmt nicht	Stimmt	Stimmt absolut
1. Es liegt eine bessere Zukunft vor mir.		X	---
2. Ich freue mich auf meine Zukunft.	---	X	
3. Es geht mir jeden Tag besser.	---	X	
4. Meine Zukunft ist glänzend.		Ich habe Hoffnung...	---
5. Ich bin jetzt gespannt auf mein Leben.	---	X	
6. Ich plane meine Zukunft.		X	---
7. Ich bin zuversichtlich in meinem Leben.	---	X	
8. Ich bin zuversichtlich in meine Zukunft.	---	X	
9. Mein Leben ist bedeutungsvoll.		X	---

Hindsche Hoffnungsskala für Jugendliche

Dieser Selbsteinschätzungsbogen wurde von Pamela Hinds für Jugendliche entwickelt (HINDS & GATTUSO 1991, zit. nach FARRAN u. a. 1999, S. 202). Er umfasst 24 Items und beinhaltet sowohl eine kognitive als auch eine affektive Komponente.

Das Hoffnungsverständnis Jugendlicher unterscheidet sich von dem Erwachsener durch seinen starken Realitäts- und Zukunftsbezug. Hoffnung wird erfasst als »der Grad, in welchem der Jugendliche daran glaubt, dass es für ihn ein Morgen gibt«, »in dem ein Jugendlicher der wohltuenden bzw. lebenserhaltenden, realistischen Überzeugung nachhängt, dass für ihn selbst bzw. andere eine positive Zukunft existiert«, und »ein Wissen, andere hoffen für mich« (FARRAN u. a. 1999, S. 165). Die Aussagen dieser Skala sind durch verschiedene qualitative Studien in Bezug auf Glaubwürdigkeit, Neutralität und Konsistenz durch ein Expertengremium verifiziert worden.

Der Fragebogen enthält Stellungnahmen Jugendlicher, zu denen sich die Befragten durch eine Markierung auf einer Linie verhalten können, an deren beiden Enden jeweils ein Satz steht, der anzeigt, wie häufig ihre Gedanken sich mit der Meinung decken, die im darüberstehenden Satz zum Ausdruck kommt (»So denke ich nie« vs. »So denke ich immer«).

Folgende Aussagen gehören z. B. dazu:

- Es gibt verschiedene Arten, an Probleme heranzugehen.
- Mir stehen noch viele tolle Dinge bevor.
- Ich will nicht meine ganze Zeit mit Selbstmitleid verschwenden.
- Ich kann meine Zukunft ändern.
- Besser wird es für mich nicht mehr.
- Ich fange an, Selbstvertrauen aufzubauen.
- Eines Tages werde ich jemanden finden, den ich lieb haben kann.
- Ich zwinge mich, etwas zu tun, damit ich nicht auf schlechte Gedanken komme.
- Ich fange an, Lösungen für mich zu finden.
- Vielleicht wird auch mir etwas gelingen.
- Ich zwinge mich, noch mehr zu geben.
- Es wird sich alles zum Guten wenden.
- Ich versuche bewusst, positiv zu denken.
- Ich glaube, meine große Chance kommt.
- Es kann alles noch gut werden.
- Ich kann nicht mit Problemen umgehen.

- Ich glaube nicht, dass ich ein gutes Leben führen werde.
- Ich weiß, dass ich im Leben zurechtkommen werde.

Geriatrische Hoffnungslosigkeitsskala

Die Erkenntnis, dass der Energiehaushalt sich auf den Hoffnungsgrad auswirkt, muss besonders bei alten Menschen bedacht werden (Herth u.a., 1992, S. 175), denn Hoffnung aufrechtzuerhalten kostet jede Menge Energie.

Hoffnung ist dabei nicht zwingend vom jeweiligen Gesundheitszustand bzw. der funktionellen Leistungsfähigkeit des Patienten abhängig (Herth u.a. 1992, S. 142; siehe auch das Beispiel von Herrn P., S. 64). Vielmehr korreliert Hoffnung auch mit dem Betreuungsumfeld, der Art der Bewältigungsmechanismen zur Verarbeitung von Kummer und Leid sowie der empfundenen Selbstverantwortung.

Bei der geriatrischen Hoffnungslosigkeitsskala (Herth u.a. 1992, S. 214) wird das nahende Lebensende berücksichtigt. Der Umgang mit dem Glauben wird thematisiert, ebenso die Vorstellungen des Patienten oder der Patientin zu einem Leben nach dem Tod und zum Abschiednehmen.

Beispielhafte Aussagen aus dem Fragebogen sind:

- Wenn ich es mir erlaube, wieder Hoffnung zu schöpfen, werde ich mich in Zukunft vermutlich der Gefahr aussetzen, noch mehr enttäuscht zu werden.
- Ich könnte ebenso gut gleich aufgeben, da ich für mich und andere ohnehin nichts verändern kann.
- Auch wenn zurzeit alles schiefläuft, weiß ich, dass es auch wieder besser wird.
- Ich sehe nur weiteren Kummer und noch mehr Sorgen auf mich zukommen.
- Ich werde meine alte Stärke ja doch niemals wiedererlangen; warum also all die Mühen?
- Heutzutage gibt es so viele gesunde Sachen und Medikamente, die mir meine Kraft wiederbringen können.
- Ich bin doch ohnehin alt und nutzlos.
- Auch als alter Mensch kann ich anderen nützlich sein.
- Gott wird mir mein nutzloses Dasein auf Erden niemals vergeben.
- Gott ist zu alten Menschen freundlich und gütig.
- Es ist sinnlos, zu hoffen, dass ich meine Lieben nach dem Tode wiedersehen werde.
- Niemand wird sich an mich erinnern, wenn ich tot bin.
- Meine Familie und Freunde werden mich vermissen, wenn ich gestorben bin.

- Ich weiß, dass mein Leben einen endgültigen Zweck hat, dem ich jeden Tag einen Schritt näher komme.

Am Ende eines Gesprächs mit dem Fragebogen haben Sie wahrscheinlich aktuelle Bedürfnisse identifiziert und vielleicht auch Risiken, die eine sofortige Bearbeitung erfordern. Eventuell benötigt es ein weiteres Fokusassessment zur Abklärung eines drängenden Problems wie Suizidalität.
Standardisierte Assessmentinstrumente helfen, transparente Qualitätskriterien und -prozesse zu etablieren. Ihre Anwendung bedarf fachlicher Expertise. Das Ergebnis sollte immer in Beziehung zu anderen Erfahrungen mit dem Patienten gesetzt werden. Assessmentinstrumente unterstützen eine Pflegefachperson in der Einschätzung und Dokumentation der Pflegesituation sowie der Identifizierung von Risiken – nicht mehr, aber auch nicht weniger.

PRAXISTIPPS

- Patienten wollen Antworten und müssen unbedingt verstehen, warum Sie welche Fragen stellen, auf was Sie achten, warum sie einen Fragebogen ausfüllen sollen.
- Das Ausfüllen eines Fragebogens macht keinen Sinn ohne ein darauf folgendes Gespräch. Diese Gespräche sind unbedingt beziehungsbildend zu gestalten.
- Stellen Sie sicher, dass Ihr Gegenüber Sie versteht. Passen Sie sich seiner Sprache an. Wenn Sie Fachwörter benutzen, erklären Sie diese.
- Patienten müssen über die Ergebnisse informiert werden.
- Patienten müssen wissen, wie es danach weitergeht. Vereinbaren Sie gegebenenfalls gleich den nächsten Gesprächstermin.
- Geben Sie eine therapeutische Aufgabe, um ein Thema aus dem Fragebogen zu vertiefen.
- Vermeiden Sie Gesprächskiller wie Ausfragen und reines Faktenabfragen. Auch Ratschläge erteilen, mit eigenen Bewertungen argumentieren, vorschnell Diagnosen und Lösungsansätze präsentieren ist kontraproduktiv. Auf keinen Fall sollten Sie Gefühle oder Situationen herunterspielen und allgemeine Weisheiten wie »Jeder hat mal einen schlechten Tag« nutzen.
- Nutzen Sie Gesprächsförderer. z. B. Verständnisfragen, die die Aufforderung beinhalten, konkreter zu werden; Fragen nach Gefühlen, die sich hinter einer Aussage verbergen. Reagieren Sie mit Mitgefühl und Offenheit.

Stolpersteine

Oftmals wird die Pflegefachperson vor diverse Schwierigkeiten gestellt. Wie kann man vorgehen bei schweigsamen, zurückgezogenen Patienten? Was ist, wenn man über das Thema Hoffnung keinen Zugang findet, da sich die Patientin oder der Patient dafür nicht interessiert? Auch widersprüchliche Einschätzungen durch verschiedene Mitarbeitende können der Pflegefachperson zu denken geben.

In solchen Situation muss das gewählte Assessmentinstrument überdacht werden. Vielleicht war auch der Zeitpunkt des Gesprächs nicht gut gewählt, weil die Konzentrationsfähigkeit im Moment gering war, die Stimmung schlecht oder die Medikamente müde machten. Fragen Sie auch die Patientinnen und Patienten, was sie unterstützen könnte: Manche möchten lieber allein die Fragen beantworten oder ein Tagebuch schreiben, andere ziehen ein offenes Interview vor. Machen Sie neben dem strukturierten Assessment visuelle Angebote mit PRISM, dem Hoffnungsbaum oder Bildern, worüber man ins Gespräch kommen kann. Am effektivsten ist die Kombination von verschiedenen Methoden.

PRAXISTIPPS

- Fragen Sie unbedingt auch Angehörige, Bezugspersonen oder andere Fachpersonen.
- Ermutigen Sie die Person, ihre Geschichte zu erzählen oder Episoden aus ihrem Leben, die mit einem hoffnungsspendenden Thema verknüpft sind.
- Arbeiten Sie mit einem Foto, einem Bild oder einem Gegenstand: »Würden Sie mir etwas über das Foto erzählen? Welche Gefühle löst das Foto bei Ihnen aus? Wer sind die Menschen? Vermissen Sie diese Personen? Hatten diese Personen Wünsche, Träume, Hoffnungen, und wurden sie erfüllt?« Halten Sie alle Hoffnungsparameter für den Patienten fest bzw. bitten sie ihn, dies selbst zu tun, wenn er dazu in der Lage ist. Wichtig ist, dass Sie immer wieder darauf zurückkommen und überprüfen, ob sie für die aktuelle Situation tauglich sind.

Pflegediagnosen erstellen

Pflegediagnosen haben eine Schlüsselfunktion bei der Erstellung des Pflegeplans. Sie strukturieren pflegerisches Wissen und enthalten eine Zukunftsvision, was für den Aufbau von Hoffnung besonders wichtig ist. Dabei werden Ziele und Pflegemaßnahmen geplant. Die Ziele müssen realistisch sein, um Hoffnung wecken zu können. Ein kleinschrittiges Vorgehen ist insbesondere bei Hoffnungslosigkeit sehr wichtig.
Genauso wichtig ist es, sich in die richtige Richtung zu bewegen, d.h. in die, die für den Patienten Hoffnung bedeutet und für ihn eine annehmbare Lösung darstellt (SCHREMS 2016). Hoffnung wird immer durch die betroffene Person definiert, nicht durch die Pflegefachperson. Letzten Endes geht es um ein gemeinsames Verständnis der Situation und der Bewältigungsmöglichkeiten.

Hoffnung und Hoffnungslosigkeit in POP und NANDA

Um eine Pflegediagnose in Bezug auf Hoffnung und Hoffnungslosigkeit zu erstellen, kann man aktuell auf zwei Systematiken zurückgreifen: das deutschsprachige Klassifikationssystem »Praxisorientierte Pflegediagnostik« (POP) und das von der North American Nursing Diagnosis Association etablierte System NANDA.
Eine POP-Pflegediagnose ist eine konkrete pflegerische Einschätzung von menschlichem gesundheitsbezogenem Verhalten und Reaktionen im Lebensprozess (STEFAN u.a. 2013, S. 9). NANDA-Pflegediagnosen (HERDMAN & KAMITSURU 2019) nehmen darüber hinaus explizit die Familie und das soziale Umfeld der Patienten mit in den Blick. In beiden Fällen setzt das Stellen von Pflegediagnosen eine systematische Datenerfassung voraus.
Im Fall von Hoffnung und Hoffnungslosigkeit ist es nicht nur wichtig, das Ausmaß zu erfassen, sondern auch abzubilden, was der Patient denn überhaupt unter Hoffnung versteht, warum es zur Hoffnungslosigkeit gekommen ist und

was ihn gleichzeitig hoffen lässt. Der Einbezug von Angehörigen, Freunden und gegebenenfalls auch von Arbeitgeber und Kollegen ist in jedem Fall zu begrüßen, denn um Hoffnung wiederzuerlangen, spielt das soziale Umfeld eine große Rolle.

POP-Pflegediagnose »Hoffnungslosigkeit« → Nach POP ist Hoffnungslosigkeit ein »Pflegephänomen, bei dem ein Mensch eine beeinträchtigte Erwartungshaltung die Zukunft betreffend hat und nicht in der Lage ist, Handlungsalternativen oder persönliche Wahlmöglichkeiten zu erkennen und vorhandene Ressourcen für die Planung und Gestaltung der Zukunft zu nutzen« (Stefan u. a. 2013, S. 660).

Kennzeichen von Hoffnungslosigkeit sind u. a. Passivität, Wortkargheit, herabgesetzte Affektivität, Seufzen, Appetitlosigkeit, verminderte Reaktion auf Reize, erhöhtes oder vermindertes Schlafbedürfnis, Mangel an Initiative, Teilnahmslosigkeit und Wutausbrüche. Letzteres ist besonders zu bedenken, da eine Mischung von Wut, deprimiert sein, keine Alternativen sehen und Schlafmangel eine Person sehr reizbar macht. Werden diese Symptome nicht mit Hoffnungslosigkeit in Verbindung gebracht, kann es zu völlig falschen Interventionen kommen. Deshalb ist es wichtig, herauszufinden, warum jemand welche Bewältigungsformen und Abwehrmechanismen zeigt. Noch besser ist es, wenn der Patient, die Patientin selbst erkennt, dass die gewählten Strategien nicht hilfreich sind, sondern womöglich sogar der eigenen Person und anderen Schaden zufügen oder zur Stagnation führen.

POP-Pflegediagnose »Hoffnung, Entwicklung von Ressourcen« → POP sieht auch eine Diagnose für Hoffnung vor: »Hoffnung, Entwicklung der Ressourcen, ein Pflegephänomen, bei dem ein Mensch die Möglichkeit für Zuversicht und Vertrauen in die Zukunft stärken und erweitern möchte« (Stefan u. a. 2013, S. 664). In diesem Fall handelt es sich um eine Gesundheitsdiagnose, die auf die Entwicklungsmöglichkeiten von Ressourcen auf der Vorstellungsebene zielt, bei der es um Ideen und Ziele geht. Stellt man diese Pflegediagnose, so wird man auf der Vorstellungsebene die Hoffnungsträger eines Menschen aktivieren und so seine Gestaltungskraft fördern.

POP zählt einige wenige mögliche Bereiche auf, in denen körperliche, psychische und soziale Ressourcen entdeckt werden können. Ressourcen bei psychisch erkrankten Menschen zu entdecken ist nicht ganz einfach, aber unverzichtbar für die Bewältigung von Lebensaufgaben.

Für Patienten und Pflegende stehen oft die Probleme im Vordergrund, auch Patienten selbst kennen ihre Ressourcen manchmal gar nicht oder nehmen sie nicht wahr. Pflegepersonen übersehen nicht selten Fähigkeiten, die sie als

Störung empfinden, z. B. wenn Patienten wegen Fragen oder Beschwerden häufig ins Stationsbüro kommen. Bei der Übergabe sagt eine Pflegefachperson dann vielleicht, dass der Patient unruhig und überaktiv sei; seine Beschwerden werden als negatives Verhalten ausgelegt. Dass der Patient mitdenkt und sich für seine Belange einsetzen kann, diese Fähigkeit wird nicht erkannt. Wird dieser Aspekt nicht wahrgenommen, kann es zu einem Konflikt zwischen Pflegeperson und Patient kommen, die weder für die Arbeitsbeziehung noch für die Behandlung dienlich ist.

Problematisch ist es auch, wenn nicht die für die Problembehebung wichtigsten Ressourcen erkannt und gefördert werden, deshalb ist es gut, wenn man sich für die Entdeckung der Ressourcen Zeit nimmt und verschiedene Suchrichtungen einschlägt (siehe auch den Abschnitt »Ressourcen identifizieren«, S. 119f.). In POP wird ausführlich auf die Teilzielerreichung in den verschiedenen Bereichen wie Wissen, Motivation und Fähigkeiten hingewiesen, welche für die Pflegeperson viele hilfreiche Aspekte beinhalten (Stefan u. a. 2013, S. 665 f.).

NANDA 2018 stellt zwei Pflegediagnosen in Bezug auf Hoffnung zur Verfügung: »Hoffnungslosigkeit« (Doenges u. a. 2018, S. 525) und »Bereitschaft zur gesteigerten Hoffnung« (S. 522).

NANDA-Pflegediagnose »Hoffnungslosigkeit« → NANDA definiert Hoffnungslosigkeit als einen subjektiven Zustand, in dem ein Individuum begrenzte oder gar keine Alternativen und persönliche Wahlmöglichkeiten sieht und unfähig ist, seine Kräfte zu mobilisieren (Doenges u. a. 2018, S. 525). Subjektive Merkmale, wie z. B. mutlose verbale Hinweise, und objektive Merkmale, wie etwa das Abwenden vom Sprecher während eines Gesprächs, helfen, Hoffnungslosigkeit zu identifizieren. Als besonders oft von Hoffnungslosigkeit betroffen beschreiben Herdman und Kamitsuru (2019, S. 317) Menschen, die in der Vorgeschichte ein starkes oder immer wiederkehrendes Gefühl des Im-Stich-gelassen-Werdens erlebt haben.

Hilfreich ist die Verknüpfung der NANDA-Pflegediagnosen mit der NOC-Pflegeergebnisklassifikation (Morhead u. a. 2014, S. 1141) zur Evaluation der Pflegequalität. Hier kann man gut durch einen Vergleich der empfohlenen Ergebnisqualität mit der aktuellen Situation des Patienten die Effektivität der pflegerischen Maßnahmen ableiten. Zu vergleichen sind z. B. die Effekte auf Schlaf, psychomotorischen Antrieb, Appetit, Hoffnung, Stimmung, Lebenswille, Selbstversorgungsfähigkeit, Anpassungsverhalten, Lebensqualität und weitere damit verbundene Aspekte wie Motivation, Entscheidungsfähigkeit, Akzeptanz, Coping, spirituelle Gesundheit, Auflösung von Trauer und einiges mehr.

Die Pflegefachperson erhält durch NOC nicht nur einen umfassenden Eindruck von der Komplexität des Phänomens Hoffnungslosigkeit, sondern erfährt auch, welche Bereiche sie nicht aus den Augen verlieren sollte.

NANDA-Pflegediagnose »Bereitschaft zur gesteigerten Hoffnung« → Hoffnung wird als ein Muster von Erwartungen und Wünschen verstanden, das für die Mobilisierung der eigenen Kräfte ausreicht und gestärkt werden kann (Doenges u. a. 2018, S. 522).

Diese Pflegediagnose kommt infrage, wenn der Patient bereits klar äußern kann, was seine Wünsche sind und woran er arbeiten möchte, z. B. an einer zuversichtlichen Haltung, der Fähigkeit, sich erreichbare Ziele zu setzen, oder an der Frage der Sinnhaftigkeit des eigenen Lebens. NOC nennt hier (Morhead u. a. 2014, S. 1140) als anzustrebende Pflegeergebnisse z. B. Hoffnung, persönliche Resilienz, spirituelle Gesundheit, persönliches Wohlbefinden, psychosoziale Anpassung, persönliche Autonomie, Copingverhalten, Verbesserung des soziales Klimas in der Familie und einiges mehr.

Abgrenzungen zu anderen Diagnosen

Neben dem Problem Hoffnungslosigkeit müssen andere Symptome beachtet und mitbehandelt werden, sonst kann sich Hoffnungslosigkeit unter Umständen nicht auflösen. Es kann also sein, dass zuerst auf andere Pflegediagnosen wie Angst, Trauer usw. zurückgegriffen werden muss. Auch kommt hier das Wissen zum Tragen, dass Hoffnung und Hoffnungslosigkeit in verschiedenen Graden gleichzeitig auftreten können und aufgrund ihrer Prozesshaftigkeit mehr oder weniger schwanken. Auch müssen Phänomene wie etwa geringes Selbstwertgefühl, unwirksame Copingstrategien oder Entscheidungskonflikte, die gleichzeitig beobachtet werden, unbedingt in die Diagnosefindung einfließen.

POP (Stefan u. a. 2013, S. 660) weist mit Recht auf den Unterschied zwischen den Diagnosen Hoffnungslosigkeit und Machtlosigkeit hin. Deshalb sollen hier zur besseren Abgrenzung auch die entsprechenden Pflegediagnosen zur Machtlosigkeit vorgestellt werden.

POP-Pflegediagnose »Machtlosigkeit« → Der betroffene Mensch hat den Eindruck, dass er weder durch kooperative noch durch konfliktorientierte Verhaltensweisen einen Einfluss auf den Ausgang einer Sache oder einer Situation nehmen kann. Wesentlich ist der dabei der wahrgenommene Kontrollverlust (Stefan u. a. 2013, S. 652). Hoffnungslosigkeit hingegen beschreibt Probleme eines Menschen auf der Vorstellungsebene. Der Mensch weiß nicht, was er tun soll, weil er keine Handlungsalternativen und Wahlmöglichkeiten sieht (DOENGES u. a. 2018, S. 525).

NANDA-Pflegediagnose »Gefahr einer Machtlosigkeit« → Diese Diagnose beschreibt das wahrgenommene Risiko eines Mangels an Kontrolle über eine Situation, einschließlich der bewussten Wahrnehmung, dass die eigenen Handlungen keine signifikante Wirkung auf die Gesundheitsbeeinträchtigung haben (DOENGES u. a. 2018, S. 650).

Beispiel Bei Frau M. wurde bei der Aufnahme auf Station die Pflegediagnose »Hoffnungslosigkeit« gestellt, die sich durch Beobachtungen der Pflegenden und den Einsatz von PRISM zu bestätigen schien. Ihre Mimik war versteinert. Fehlendes Erkennen und Äußern von Gefühlen sowie die eigene Aussage, hoffnungslos zu sein, waren für die Bezugspflegerin der Ausgangspunkt der Pflegediagnose.

Ausgehend von den Einfluss- und Risikofaktoren der Pflegediagnose zieht die Bezugspflegerin zur Evaluation verschiedene Parameter heran: »Hoffnung« (Messung von persönlich zufriedenstellendem Optimismus; MORHEAD u. a. 2014, S. 547), »Selbstkontrolle bei Depression« (Messung der persönlichen Handlungen zur Minimierung melancholischer Stimmungslagen und Aufrechterhaltung des Interesses an Lebensereignissen; MORHEAD u. a. 2014, S. 609) und »psychomotorische Antriebskraft« (Messung des persönlichen Antriebs und der persönlichen Energie zur Aufrechterhaltung von Aktivitäten des täglichen Lebens sowie der Ernährung und der eigenen Sicherheit; Morhead u.a 2014, S. 259).

Nach zwei Wochen war ein erste Erfolg zu verzeichnen, als Frau M. begann, ihre Geschichte zu erzählen, wobei immer wieder Tränen flossen und ihre Wut auf das Leben deutlich wurde.

Der nächste Schritt im Pflegeprozess war das Ziel »Beteiligt sich an den Aktivitäten des täglichen Lebens (ATL) und hat die Kontrolle darüber (im Rahmen der individuellen Situation)« (DOENGES u. a. 2018, S. 525). Gemessen wurde bei der Evaluation »Ausmaß von Fatigue« (MORHEAD u. a. 2014, S. 261) und »Entscheidungsfähigkeit« (die Fähigkeit, Urteile zu fällen und zwischen zwei oder mehreren Alternativen zu entscheiden; MORHEAD u. a. 2014, S. 454).

Im Laufe der Behandlung zeigte sich, dass Frau M. sich der Gemeinschaft auf der Station öffnete. Sie übernahm kleine Aufgaben, beteiligte sich am Freizeitprogramm, am Therapiemanagement und konnte wieder lachen. Nur ihre Probleme schien sie nicht angehen zu wollen. Sie hatte das Gefühl, ihre Situation und die Ereignisse, die sie überrascht hatten, nicht beeinflussen, geschweige denn kontrollierten zu können. Die Bezugspflegerin korrigierte daraufhin die Pflegediagnose und stellte »Gefahr einer Machtlosigkeit« fest.

Trotz der neuen Pflegediagnose wurde die Aufgabe, Hoffnung zu vermitteln, weiter ernst genommen. Frau M. konnte zu diesem Zeitpunkt noch nicht selbstständig ihre Ressourcen zielgerecht einsetzen. Die Beteiligung am sozialen Leben funktionierte vorerst nur durch tägliche Motivationsarbeit, Bereitstellen einer Struktur und die Unterstützung von Mitpatienten, die ihr Mut machten. Deshalb wurde zur Aktivierung parallel an den Teilzielen »Beschreibt bestehende Handlungsmöglichkeiten«, »Äußert Bereitschaft, sich bestehenden Herausforderungen zu stellen«, gearbeitet, wie in POP beschrieben (Stefan u. a. 2013, S. 662). Erst durch die weitere Ausleuchtung der Biografie zeigte sich eine Familiendynamik, die einen Hinweis gab, warum die Patientin in ihrem eigenen Umfeld nicht ins Handeln kam.

Frau M. verließ sich als junge Frau stark auf die Ursprungsfamilie und deren Status, später auf den Ehemann. Sie wuchs mit der Gewissheit auf, dass der Mann für die Frau zu sorgen hat. Als die Ursprungsfamilie und der Ehemann aus ihrem Leben wegbrachen und ihre Tochter im Ausland ihr Leben aufbaute, kam eine gewisse Unbeholfenheit bei Frau M. zutage. Dies erklärte, warum sich die Selbsteinschätzung mit PRISM auch nach einer längeren Behandlung nicht verändert hatte. Die Vermittlung von Hoffnung und die Mobilisation ihrer Ressourcen zur eigenständigen und selbstbestimmten Bewältigung der anstehenden Probleme blieb für Frau M. auch ein Thema in der ambulanten Behandlung nach dem Klinikaufenthalt. <

Dokumentation

Es ist klar, dass die Informationen durch die Assessments, die Pflegediagnose und der damit verbundene Pflegeprozess in der Pflegedokumentation kontinuierlich abgebildet werden müssen. Auch die zu verschiedenen Zeitpunkten erfassten Skalen und PRISMen zu Hoffnungslosigkeit und Hoffnung sollten in der Patientenakte abgelegt werden.

Im Verlauf der Behandlung ist es nicht immer einfach, den Hoffnungsprozess abzubilden. Die folgenden vier Phasen (Townsend u. a. 1999) können helfen, den Prozessstand zu identifizieren:

1. Phase: Abhängigkeit – nicht bewusst wahrgenommen,
2. Phase: Abhängigkeit – bewusst wahrgenommen,

3. Phase: Unabhängigkeit – bewusst wahrgenommen,
4. Phase: Interdependenz – bewusst wahrgenommen.

Es gilt zu beachten, dass einzelne Phasen mehrmals durchlaufen werden können.

Abhängigkeit – nicht bewusst wahrgenommen → In der ersten Phase der Behandlung können Patientinnen und Patienten einen Zustand von Unselbstständigkeit, Abhängigkeit und Hilfsbedürftigkeit erleben. Sie wissen nicht, was überhaupt mit ihnen los ist, was ihre eigentlichen Probleme und Bedürfnisse sind. Sie haben kaum Ideen, welches die Ziele der Behandlung sein könnten. Dies mag auch die Erklärung für so mache Motivationsschwäche sein. Oftmals ist auch eine Mischung aus Hoffnungslosigkeit und Machtlosigkeit zu erkennen.

Die Pflegefachperson schätzt diese Phänomene ein und dokumentiert sie bzw. stellt eine entsprechende Pflegediagnose. Gleichzeitig baut sie in dieser Phase eine kraftvolle Beziehung zum Patienten auf. Sie arbeitet mit positiven Verstärkern, um in einen Hoffnungsprozess zu kommen. Im therapeutischen Milieu findet sie Situationen und Anlässe, in denen der Patient selbst wieder über sich und seine Situation bestimmen kann (Hans 2012). Diese Interventionen sind in der Pflegeprozessdokumentation nachzulesen, sodass jede Pflegefachperson, nicht nur die Bezugsperson, und gegebenenfalls auch Angehörige gezielt damit arbeiten können. Neue Erfahrungen werden dokumentiert und dienen der Bezugsperson zur Evaluation und Neueinschätzung der Situation.

Abhängigkeit – bewusst wahrgenommen → In der zweiten Phase haben die Patientinnen und Patienten gelernt, sich auf das Hilfesystem zu verlassen. Sie kennen sich einigermaßen mit ihrer Erkrankung aus, haben aber noch kein Zutrauen in die eignen Fähigkeiten entwickelt, d. h., sie leben im Bewusstsein ihrer Abhängigkeit. Hier ist die Gefahr einer Hospitalisierung gegeben. Patienten leiden unter Stigma und sozialer Exklusion, Selbstwert und Selbstwirksamkeit sind gering. Das Leben ist geprägt von unerfüllten Träumen und Sehnsüchten. In dieser Phase sollte vor allem auf Gruppenprozesse Wert gelegt werden. Hilfreich sind Interventionen, die dafür sorgen, dass der Patient als Individuum von der Gruppe anerkannt wird und durch sie Unterstützung erfährt. Genauso ist darauf zu achten, dass er sich als wichtiges und hilfreiches Glied der Gruppe zu fühlen beginnt. In der Gruppe kann er auch lernen, dass seine Sehnsüchte und Träume nicht unerfüllt bleiben müssen. Er sieht an anderen Gruppenmitgliedern, wie diese damit umgehen. Ob eine Intervention hilfreich war oder nicht, sollte ebenfalls in der Patientenakte dokumentiert werden.

Unabhängigkeit – bewusst wahrgenommen → Im dritten Stadium der Behandlung können Patienten wieder Verantwortung für sich selbst übernehmen und aktiv werden. In dieser Phase beginnen sie oft, ihre eigene Geschichte zu erzählen und anderen Menschen zu helfen. Beziehungen beruhen nun auf Gegenseitigkeit. Manche übernehmen Aufgaben und Führungsrollen in der Selbsthilfe und in anderen gesellschaftlichen Bereichen. Sich auf das psychiatrische System zu verlassen ist nicht mehr so notwendig und verliert an Attraktivität. In dieser Phase fördert die Pflegefachperson bewusst die Kompetenzen des Patienten oder der Patientin auf Station (HANS 2012). Sie kann der Patientin z. B. wichtige Aufgaben geben, sie zur Peer-Beraterin, zur Patientensprecherin oder zur Gruppenleiterin von Stationsversammlungen machen oder Aufgaben in der Morgenrunde zuteilen. Manche Personen werden auch gerne Ansprechperson für neu ankommende Patienten, die Orientierungshilfe brauchen. Lassen Sie zu, dass sich der Patient in dieser Phase wieder mehr nach außen orientiert. Private Termine haben wieder Vorrang vor den Strukturen der Institution. Natürlich sind auch diese Entwicklungen zu dokumentieren.

Interdependenz – bewusst wahrgenommen → Die vierte und letzte Phase bedeutet für die Patientin, wieder ihr eigenes Leben zu leben und zu steuern. Sie weiß nun, wo, wann und wie sie gegebenenfalls Unterstützung findet, wenn sie sie braucht. Die Inanspruchnahme von Leistungen, die der Gesundheit dienen, wie Psychotherapie und / oder Medikamente, ist nun intrinsisch motiviert und kann weiterlaufen, ohne dass die Patientin Teil des Systems bleibt. Das ist auch die Phase, in der eine Abnabelung von der Klinik und der pflegerischen Bezugsperson intensiv gefördert wird. Wiederholt wird in dieser Phase deutlich gemacht, wie die Patientin es geschafft hat, aus einem negativen Zustand in einen positiven zu kommen. Brechen Sie auf keinen Fall die Beziehung ab, sondern lassen Sie der Patientin die Möglichkeit offen, sich jeder Zeit auf der Station zu melden, eine Postkarte zu schreiben, auf einen kleinen Besuch auf der Station vorbeizukommen. Halten Sie diese Vereinbarungen in der Dokumentation als Information fest. Zeigen Sie Interesse für die Zukunftspläne der Patientin und unterstützen Sie sie im positiven Denken. Geben Sie ihr bei der Entlassung aus der Klinik eine ganz persönliche kraftvolle Kernbotschaft mit auf den Weg. Auch diese sollte wie die anderen Interventionen in der Pflegedokumentation festgehalten werden.

In allen vier Phasen schaut die Pflegefachperson, wo die Patientin oder der Patient mit seiner Hoffnungslosigkeit steht. Sie wird feststellen, dass die Einschätzung der Hoffnung und die Einschätzung der Phase, in der sich der Patient befindet, zusammenhängen. So lässt sich z. B. in der Praxis beobachten, dass

Hoffnungslosigkeit sich allein schon durch die Tatsache, wieder eine Krise zu haben, wieder in die Klinik zu müssen, breitmachen kann, weil viele neue und unvorhersehbare Momente den Patienten ungemein verunsichern. Ebenso lässt sich leicht erkennen, dass der Patient wieder Hoffnung schöpft, wenn er erlebt, dass ihm Aufgaben übertragen werden und er diese Aufgaben erfüllen kann. Vielleicht kommt er auch zu der Einsicht, dass ihn die Krise reifer und klüger gemacht hat. Hilfreich ist eine Analyse der gegenwärtigen Phase auch, wenn ein Patient lange in einer Phase verweilt, weil sich dadurch neue Fragestellungen oder Hypothesen ergeben können.

Eine gut geführte Dokumentation dient der Weitergabe von Wissen, das so dauerhaft nachvollziehbar bleibt. Gerade im Hinblick auf Interventionen, die der Hoffnungslosigkeit entgegenwirken und Hoffnung vermitteln sollen, ist in der Praxis dieses Wissen gefragt. Vor allem jüngere Kolleginnen und Kollegen mit weniger Erfahrung können von diesem Wissen profitieren.

Ein weiterer Faktor, der für eine gute Dokumentation gerade auch bei diesem Thema spricht, ist die Tatsache, dass eine Niederschrift nochmal anders reflektiert wird als ein mündlicher Bericht. So kann es z. B. in Fällen von aggressivem Verhalten sinnvoll sein, das Verhalten mit Hoffnungslosigkeit in Verbindung zu bringen. In mündlichen Rapporten prägt sich schnell nur das Wort »aggressiv« ein, und schon ist das Verhalten des Patienten falsch etikettiert. Auch ist mit einer Verschriftlichung der Interventionen eine Weiterführung eingeleiteter Strategien gewährleistet. Es können Aufträge an Kollegen der nächsten Schicht erteilt oder Beobachtungen zu spezifischen Verhaltensweisen gefordert werden, die sonst leicht verloren gehen könnten. Die Transparenz der dokumentierten Schritte spiegelt die Prozesshaftigkeit des Hoffnung-Vermittelns wieder.

Eine Verschriftlichung von Interventionen und ihren Ergebnissen erlaubt es, immer wieder den Pflegeprozess kritisch zu hinterfragen und gegebenenfalls auch zu kontrollieren, ob beispielsweise adäquate Ziele angestrebt und mit passenden pflegerischen Strategien verfolgt wurden, ob Intensität oder Umfang der Maßnahmen stimmig sind. Nicht zuletzt ist eine Pflegedokumentation immer auch ein Ort, wo Ressourcen und Zeichen der Hoffnung erfasst werden sollten.

Das Modell der verstehenden Pflegediagnose

Die Pflegediagnose repräsentiert das Befinden des Patienten und ist Ausgangspunkt für pflegerische Tätigkeiten zur Besserung des Zustands bzw. zur Vermeidung von Verschlechterungen.

Die Pflegediagnose hängt von der Perspektive der Pflegefachperson ab, aber auch von der des Patienten. Der Zugang zur Pflegesituation und das individuelle Erleben bzw. Wahrnehmen des Pflegephänomens wird durch das Vorverständnis der Beteiligten bestimmt (SCHREMS 2016, S. 103). Das Vorverständnis einer Pflegefachperson ist geprägt durch ihre Lebenswelt, Erfahrung, Normen und Werte sowie durch das in der Aus- und Weiterbildung angeeignete wissenschaftlich fundierte Fachwissen. In der Folge kann ein Pflegephänomen von verschiedenen Pflegefachpersonen auf unterschiedliche Weise oder aus unterschiedlichen Perspektiven beschrieben werden. Auch die individuelle Bedeutung eines Phänomens für den Patienten wird durch Umwelt, Kontext, Biografie und Lebenswelt geformt. Die pflegerische Relevanz eines Phänomens basiert auf Fachwissen im Zusammenspiel mit der individuellen Bedeutung des Phänomens für den Patienten (vgl. Abbildung 9).

Abbildung 9 **Modell der verstehenden Pflegediagnose** (nach SCHREMS 2016, S. 104)

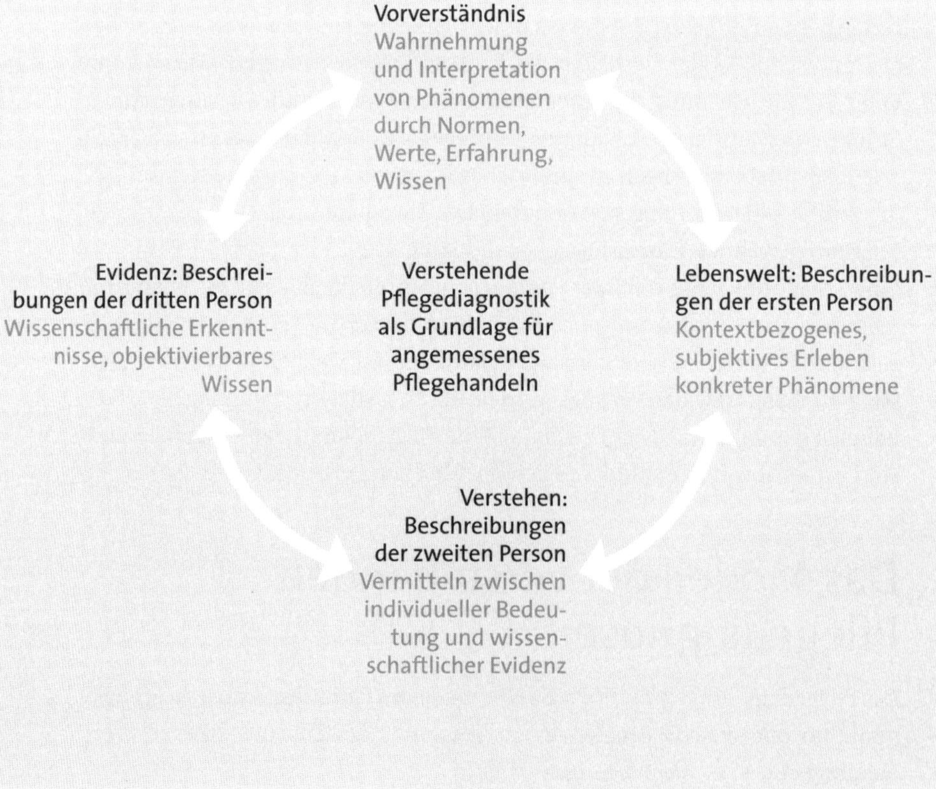

In der verstehenden Pflegediagnostik stehen das Erleben und die Erfahrung des Patienten im Vordergrund. Man sucht hinter jeder Lebensäußerung einen subjektiven Sinn, den es zu deuten gilt. Als Außenstehender kann man ein Phänomen nur beobachten, aber niemals selbst erleben. Die Pflegefachperson beobachtet allerdings vor dem Hintergrund ihres Fachwissens. Sie vergleicht alles, was sie sieht, hört und wahrnimmt, mit dem Fachwissen und den Bedeutungszuschreibungen des Patienten und eröffnet so einen patientenorientierten Interpretationsraum, der über reflektierte Erfahrungen kontinuierlich weiterwächst (SCHREMS 2016, S. 104 ff.)
Hat man die subjektiven und objektiven Daten zu den Gesundheitsproblemen erhoben, zu den Risikozuständen und der Bereitschaft des Patienten, bei der Genesung mitzuwirken, bringt man die möglichen Pflegediagnosen in ein Ausschlussverfahren ein, um so die richtige zu finden. HERDMAN und KAMITSURU (2019, S. 64) räumen ein, dass sich Berufsanfänger schrittweise an die Pflegediagnose herantasten müssen. Die Kunst, die richtige Pflegediagnose und Vorgehensweise zu finden, liegt in der Verständigung und im stimmigen Abgleich zwischen abstrakten Begriffssystemen, der Sicht der Pflegeperson und der Sicht der Patienten (SCHREMS 2016, S 106).
Bei der Erstellung der Pflegediagnose gibt es zwischen den beiden Polen Hoffnung und Hoffnungslosigkeit eine breite Palette von anderen Pflegediagnosen, deren Symptome mitbehandelt werden müssen, damit die Interventionen bezüglich der Pflegediagnose Hoffnung überhaupt greifen können. Auch präsentiert sich ein Patient mit seinen Problemen in einem wesentlich größeren Spektrum, als es die beiden Pflegediagnosen Hoffnung und Hoffnungslosigkeit beschreiben. Es bedarf neben einer differenzialdiagnostischen Erfassung der Symptome unbedingt einer Ordnung nach Vorrangigkeit und Wichtigkeit. So wird das drängendste Problem zuerst zu einer Pflegediagnose führen. Der Patient bzw. die Patientin wird der Pflegefachperson mitteilen oder signalisieren, wann es an der Zeit ist, sich dem nächsten Problem oder Ziel zu widmen.
Das Konzept Hoffnung ist dabei wie ein roter Faden. Es greift ab der ersten Begegnung mit dem Patienten und zieht sich kontinuierlich durch den gesamten Pflegeprozess. Gleichzeitig wird durch die verstehende Pflegediagnostik ein Prozess in Gang gesetzt, der über Beobachtung, Interpretationen und Kommunikation zu fachlich fundierten Interventionen führt, die es ermöglichen, das breite Spektrum der individuellen Probleme und Ressourcen des Patienten zu bearbeiten.

Die Methode des hermeneutischen Zirkels

Bei einer mehr oder weniger großen Hoffnungslosigkeit muss das Ziel sein, dass der Patient sofort eine Erleichterung seines Zustands erfährt. Die Pflegefachperson wird auf Symptome, die Hoffnungslosigkeit signalisieren, wie Freudlosigkeit, Niedergeschlagenheit, Antriebsmangel, innere Leere, Interessenverlust usw., mit allgemeinen Interventionen reagieren. Mit der verstehenden Pflegediagnostik kann sie gleichzeitig spezifische Hoffnungselemente finden und ansprechen. Danach sollte eine Verfeinerung der Diagnostik in fünf Schritten erfolgen, wie sie durch den hermeneutischen Zirkel beschrieben werden (vgl. Abbildung 10).

Abbildung 10 **Verfeinerung der Pflegediagnostik durch hermeneutischen Zirkel** (nach SCHREMS 2016, S. 107f.)

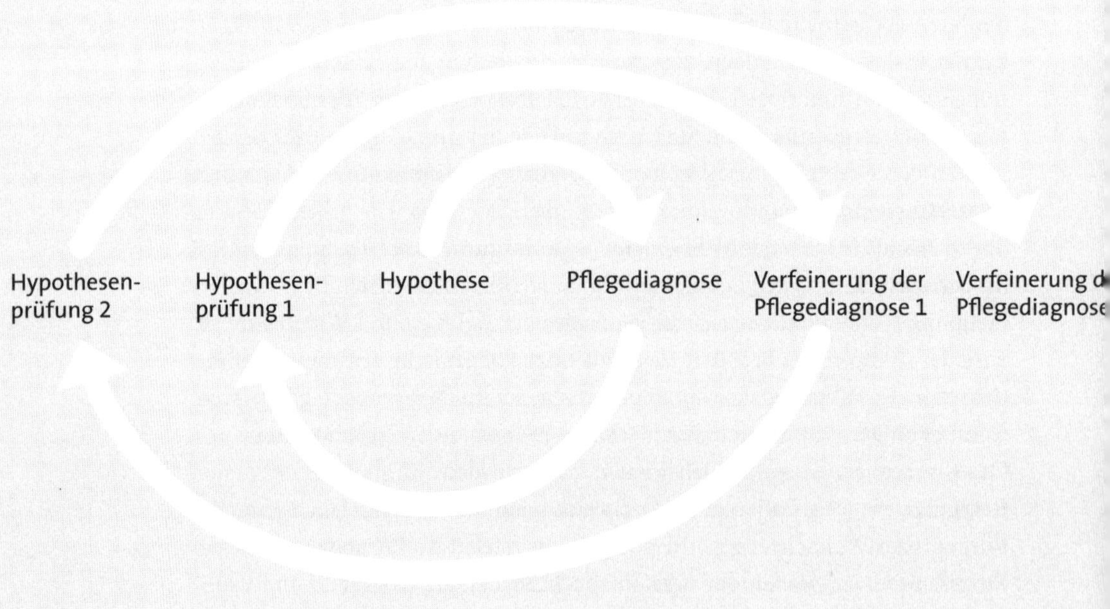

Hypothesenprüfung 2

Hypothesenprüfung 1

Hypothese

Pflegediagnose

Verfeinerung der Pflegediagnose 1

Verfeinerung d Pflegediagnose

1. Schritt → Die Darlegung der individuellen Erfahrung, des individuellen Erlebens der Situation, des persönlichen und professionellen Wissens sowie des klinischen Erfahrungswissens ist Voraussetzung jeder Hypothesenbildung. Dieses Offenlegen der Ausgangssituation entspricht dem Vorverständnis im Modell der verstehenden Pflegediagnostik. Dort ist sie Grundlage für die Beschreibungen der ersten und der zweiten Person (vgl. Abbildung 10).

Für die erste Pflegediagnose gilt die Regel: »Simplify your care plan.« Die Erfassung der drei Kardinalsymptome – solche, die vom Patienten nicht verstanden, nicht angegangen, nicht bewältigt oder verdrängt werden, die also mehr oder weniger schwere emotionale Probleme und Konflikte hervorrufen – kann helfen, eine erste passende Pflegediagnose zu finden. Die Praxis zeigt, dass alle drei Kardinalsymptome schwere psychische Krisen auslösen können, die sich oftmals noch verschärfen, wenn die Patienten erkennen, dass sie psychische Probleme haben.

Noch immer erleben viele Menschen eine Stigmatisierung, wenn es ihnen psychisch schlecht geht und sie deshalb in eine Klinik gehen müssen. Fremd- und Selbststigmatisierung sind wesentlich größer als bei somatischen Erkrankungen und geradezu »Hoffnungskiller«. Dazu kommt bei wiederholten oder längeren Krankheitsphasen oftmals ein sozialer Abstieg, der eine starke Hoffnungslosigkeit auslöst. Darum ist davon auszugehen, dass jeder Patient bereits im Aufnahmegespräch den Aufbau von Hoffnung braucht, natürlich auch später bei der Alltagsbewältigung auf der Station, bei Belastungserprobungen zu Hause und beim Wiedereinleben im eigenen Umfeld. Wenden Sie auf alle Fälle zu Beginn die Intervention »Anwesenheit« an (Miteinandersein in der Zeit der Not; vgl. Bulechek u. a. 2015, S. 169). Gehen Sie so oft wie nur möglich in der ersten Phase des Kennenlernens auf den Patienten zu und bleiben Sie ansprechbar, erfragen Sie seine Bedürfnisse. Verstärken Sie jedoch kein Abhängigkeitsverhalten. Sorgen Sie für Sicherheit, indem Sie den Patienten über alles aufklären, damit er sich gut informiert fühlt. Dabei vermitteln Sie Empathie, Verständnis für seine aktuelle Situation und schaffen so Vertrauen.

2. Schritt → Die vorhandenen Informationen sind laufend mit neuen Informationen zu ergänzen und abzugleichen, z. B. durch Einbeziehung von Angehörigen, von Nachbarn und Kollegen, durch die Beachtung des Kontextes und des sozialen Umfelds, durch Einschätzungen anderer Berufsgruppen und durch die Recherche bereits vorhandener Berichte. Ziel der Gegenüberstellungen verschiedener Perspektiven ist das Herstellen von Zusammenhängen, das Erkennen von Mustern. Diese sind dann in der Folge zu klassifizieren und zu kategorisieren (evidenz-, theorie- und konzeptgestützte Interpretationen).

Damit ist auch ein Bezeichnen und Einordnen der beobachteten Phänomene verbunden.
Ein vertieftes Verstehen der Hoffnungslosigkeit und dessen, was Hoffnung für den Patienten oder die Patientin bedeutet, ist in dieser Phase wichtig. Beziehen Sie möglichst ein breites Spektrum der Gedanken des Patienten und der ihm nahestehenden Personen ein. Achten Sie auf die Wortwahl, die vermittelten Werte und Haltungen. Lassen Sie sich Geschichten aus der Vergangenheit erzählen, in denen der Patient hoffnungsvoll war, um den Soll-Zustand herauszufinden. Bitten Sie den Patienten, aus einer Adlerperspektive (von oben) auf sich selbst zu schauen und hoffnungsvolle und hoffnungslose Zeiten in seinem Leben zu betrachten. Helfen Sie ihm, daraus Muster abzuleiten und diese zu verstehen. Denken Sie an das Pflegeergebnis »Coping« (persönliche Handlungen zur Beherrschung von Stressoren, die an den Ressourcen eines Individuums zehren; Morhead 2014, S. 580).
Der Patient kann aktiv an einer passenden Einordnung seiner Problematik mitarbeiten. Finden Sie heraus, in welche Kategorie sein Problemmuster fällt. Im Modell der verstehenden Pflegediagnose werden in diesem Schritt die Beschreibungen der ersten und dritten Person ergänzt.
3. Schritt → Vor dem Hintergrund der nun vorliegenden Fülle der alten und neuen Informationen erfolgt eine Neuordnung der Situation, ein Hinterfragen der bisherigen Ordnung (Reflexion) mit dem Ergebnis, dass die Situation verstanden wird. In diesem Schritt werden die subjektiven Erfahrungen des Patienten mit dem pflegerischen Wissen über die negative Wirkung von Hoffnungslosigkeit und die stärkende Wirkung von Hoffnung zusammengeführt. Im Modell der verstehenden Pflegediagnose entspricht dies der Beschreibung der zweiten Person.
4. Schritt → Vor dem Hintergrund des neuen Verständnisses der Situation wird die Pflegediagnose überprüft und dann belassen, neu gestellt oder ergänzt. Zum Beispiel kann nach der NANDA-Pflegediagnose »Hoffnungslosigkeit« (Doenges u.a. 2018, S. 525) die »Bereitschaft zur gesteigerten Hoffnung« (S. 522) folgen. Wenn Sie feststellen, dass die Patientin oder der Patient nur mäßig Fortschritte macht, suchen Sie den Verhinderungsgrund und stellen Sie eine entsprechende Pflegediagnose.
5. Schritt → Zuletzt gilt es, das konkrete Wissen in einen größeren Zusammenhang einzuordnen (lernen und verallgemeinern) und daraus gegebenenfalls Korrekturen bestehender Routinehandlungen bzw. bisheriger Problemlösungen abzuleiten und weiterzuentwickeln (wie im Fall von Frau M. beschrieben, siehe S. 90).

Stolpersteine

Die Praxis zeigt, dass sich der Grad der Hoffnungslosigkeit oder der Hoffnung an den NANDA-Pflegediagnosen bis zu einen gewissen Grad ablesen lässt (vgl. Abbildung 11). Selbstverständlich benötigt es eine differenzierte Einschätzung der Hoffnungslosigkeit. In der Folge werden einige Beispiele für Pflegediagnosen mit einem hohen Anteil an Hoffnung genannt:

- Bereitschaft für ein verbessertes Selbstkonzept,
- Bereitschaft für eine verbesserte Entscheidungsfindung,
- Bereitschaft für eine verbesserte Selbstbestimmung,
- situationsbedingtes geringes Selbstwertgefühl,
- Bereitschaft für ein verbessertes Coping,
- Bereitschaft für eine verbesserte Selbstfürsorge.

Abbildung 11 **NANDA-Pflegediagnosen, die Hoffnung anzeigen können**

In diesen Beispielen sind dem Patienten seine Ressourcen bekannt oder schnell hervorholbar. Hier lässt sich z. B. gut arbeiten mit den Interventionen »Selbstwirksamkeitsverbesserung« Stärken des Vertrauens eines Individuums in seine Fähigkeiten, ein Gesundheitsverhalten umzusetzen; (Bulechek u. a. 2015, S. 710) oder »Tagebuchführen« (Fördern des Schreibens als Mittel, um Gelegenheit zu schaffen, vergangene Ereignisse, Erfahrungen, Gedanken und Gefühle zu reflektieren und zu analysieren; Bulechek u. a. 2015, S. 738).

Genannt werden sollen auch Beispiele für Pflegediagnosen mit einem hohen Anteil an Hoffnungslosigkeit (vgl. Abbildung 12):

- Gefahr eines situationsbedingten geringen Selbstwertgefühls,
- Gefahr einer beeinträchtigten Resilienz,
- Gefahr einer Machtlosigkeit,
- Machtlosigkeit,
- beeinträchtigte individuelle Resilienz,
- Angst,
- unwirksames Coping,
- Entscheidungskonflikt,
- chronisch geringes Selbstwertgefühl.

Abbildung 12 **NANDA-Pflegediagnosen, die Hoffnungslosigkeit anzeigen können**

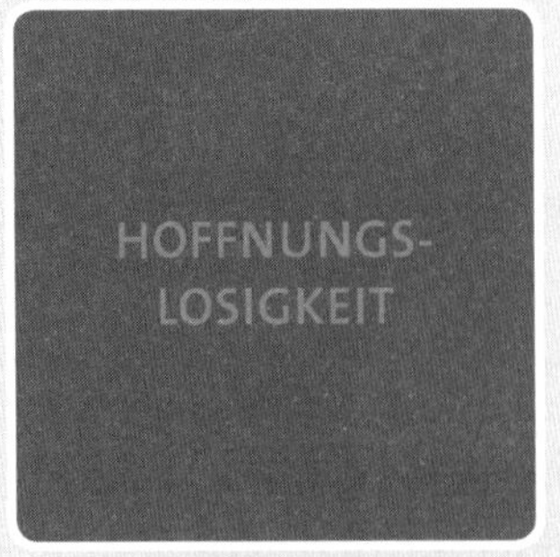

Hier passen eher Interventionen wie etwa »emotionale Unterstützung« (Vermittlung von Vertrauen, Akzeptanz und Ermutigung in belastenden Situationen; BULECHEK u.a. 2015, S. 359), »Stimmungsmanagement« (Sorgen für Sicherheit, Stabilisierung, Genesung und Selbstversorgung eines Patienten, der dysfunktional deprimierte oder euphorische Stimmungszustände erlebt; BULECHEK u.a. 2015, S. 725) oder »Wertvorstellungsklärung« (Unterstützung einer anderen Person beim Klären ihrer eigenen Wertvorstellungen, um eine effektive Entscheidungsfindung zu fördern; BULECHEK u.a. 2015, S. 819).
In der Praxis wird Hoffnungslosigkeit oft mit Machtlosigkeit verwechselt. Auch bei Frau M. dominierte dieses Gefühl, wie ihre Bezugspflegerin mit der Zeit feststellte (siehe S. 91). Machtlosigkeit ist ein Ausdruck von Hilflosigkeit, auch erlernter Hilflosigkeit. Wer hoffnungslos ist, hat in der Regel keine Vorstellung von seiner Zukunft; wer hingegen machtlos ist, hat eine Vorstellung von seiner Zukunft, weiß jedoch nicht, wie er sie umsetzen kann. Selbstverständlich können Machtlosigkeit und Hoffnungslosigkeit Hand in Hand gehen. Weil diese Verwechslungsgefahr bedeutend ist für die Wahl der Interventionen, wird hier näher darauf eingegangen.
Hilflosigkeit entsteht, wenn eine Person keine Möglichkeiten sieht, die wichtigsten Ereignisse in ihrer Umgebung zu kontrollieren. Diese verinnerlichten mangelnden Kontrollmöglichkeiten dämpfen die Motivation, nach Lösungen für auftretende Probleme zu suchen. Dabei ist es unbedeutend, ob die Person nur das Gefühl hat, hilflos zu sein, oder ihr tatsächlich keine Handlungsmöglichkeiten zur Verfügung stehen. Wenn Hilflosigkeit über lange Zeit erfahren wird, erzeugt das einen pathologischen Zustand der »erlernten Hilflosigkeit« (SELIGMAN 1979). Wie der Begriff bereits andeutet, ist erlernte Hilflosigkeit nicht gleichbedeutend mit tatsächlicher Hilflosigkeit. Um das jedoch zu erkennen, bedarf es der Selbstreflexion. Wer seine Situation verändern will, muss anfangen, seine Einstellung zu ändern und Alternativen zu suchen. Dazu gehört auch, Entscheidungen zu treffen, umzusetzen und die Konsequenzen zu tragen. Hier liegt mitunter das größte Problem. Aus der Angst heraus, die falschen Entscheidungen zu treffen, zögern Menschen Entscheidungen lange heraus und erleben dann die ohne sie getroffenen Entscheidungen als Opfer der Umstände. An diesem Punkt ist positives Denken unerlässlich.
Hoffnung und Zuversicht können sich nur durch positives Denken und realistische Einschätzungen entwickeln. Schuld und Fehler nicht bei anderen zu suchen, übersteigerte Vorstellungen abzulegen und mutig selbst Verantwortung zu übernehmen, dazu müssen Pflegefachpersonen ihre Patientinnen und Patienten ermutigen.

Es gilt, neue Glaubenssätze zur Persönlichkeitsentwicklung zu suchen, z. B.: »Jeder ist seines Glückes Schmied.« Der Wunsch, etwas zu ändern, muss mit einer Sehnsucht gekoppelt werden (z. B. wieder Kontakt mit der Tochter zu haben, eine Wohnung für sich allein zu finden, etwas mit den Händen zu machen), die die Person vielleicht erst wieder finden muss.
Es ist auffällig, dass Patienten, die bereits mehrere Krisen hatten und geschult wurden, besser mit Krisen umzugehen, offener für neue Bewältigungsstrategien sind. Insofern stellt die Vermittlung von Hoffnung auch ein Mittel zur Prävention dar. Eine Krise (griechisch κρίσις krísis, ursprünglich: Meinung, Beurteilung, Entscheidung, später mehr im Sinne von »Zuspitzung« verwendet) bezeichnet eine problematische Entscheidungssituation, einen Wendepunkt. Deshalb kann man auch sagen: Krisen stellen ein Wendepunkt dar, an dem auch etwas Neues beginnt. Erst die klare, ungeschminkte Benennung des Problems mit einer positiven Formulierung der Ausgangslage nimmt dem Problem die Schärfe und gibt der Person die Hoffnung, dass vielleicht sogar etwas Besseres entstehen kann. Damit Patienten dieses Wissen aufnehmen können und von der Pflegefachperson richtig beraten und geschult werden, wie sie mit ihrer Problematik nachhaltig besser umgehen können, ist die richtige Diagnose von äußerster Wichtigkeit.
Die bei NANDA und POP zu findenden Interventionen zu Hoffnung und Hoffnungslosigkeit sind dabei ein guter Anfang, wenn Sie in Ihrer Recoveryarbeit die zentrale Aufgabe der Hoffnungsvermittlung kontinuierlich in Ihre Arbeit einfließen lassen wollen. Im nächsten Kapitel wird dazu ein weiterer Vorschlag gemacht.

Hoffnung vermitteln im Pflegeprozess

In diesem Kapitel wird das Konzept einer Pflegediagnose vorgestellt, die auf einer umfangreichen Literaturrecherche beruht (Hans 2015) und eine Gesundheitsdiagnose darstellt. Eine Gesundheitsdiagnose definiert nicht das Problem, sondern spricht bereits den erwünschten Zustand und die Ressourcen des Patienten an. Das Ziel ist eine »Erweiterung von Gesundheit durch Entwicklung und Stärkung sowie Erweiterung von Kompetenzen und Möglichkeiten, das eigene Leben in bestimmten Bereichen zu gestalten«. Dabei bezieht sich die Tätigkeit der Pflegefachperson im »eigenverantwortlichen Bereich auf Wunsch des Betroffenen«, der Patient ist der »Produzent seiner Gesundheit« (Stefan u. a. 2013, S. 26).

Der Vorschlag für die Gesundheitsdiagnose »Hoffnung haben« und die dazugehörigen Interventionen, die Sie im Anschluss finden, folgen der Struktur der NANDA-Pflegediagnosen und -Interventionen (vgl. Doenges u. a. 2018), weil diese Schritt für Schritt mögliche Interventionen beschreiben und dabei ein sehr weites Spektrum an Interventionsmöglichkeiten anbieten.

Die hier vorgeschlagene Gesundheitsdiagnose »Hoffnung haben« – die Sie auch im Downloadbereich des Buches finden –, beinhaltet Interventionen, die über den gesamten Recoveryprozess kontinuierlich eingesetzt werden können, egal welches Problem dominiert. Sie finden aber auch spezifische Interventionen, die bei therapeutischen Aufgaben in der Bezugspersonenarbeit Verwendung finden können oder bei der Arbeit mit Gruppen. Ebenso gibt es Interventionen, die zur Verbesserung des therapeutischen Milieus auf Station eingesetzt werden können und im Pflegeteam für ein Hoffnung und Recovery förderndes Arbeitsklima sorgen.

Bei der Gesundheitsdiagnose »Hoffnung haben« handelt es sich um eine Pflegediagnose, die das Phänomen Hoffnung und seine Ursachen beschreibt und ein dem Verlust von Hoffnung vorbeugendes bzw. Hoffnung förderndes Pflegehandeln auslöst. Diese Pflegediagnose wird nicht erst eingesetzt, wenn Hoffnungslosigkeit vorherrscht, sondern sie wird als Haltung von der ersten Begegnung mit der Patientin oder dem Patienten an gelebt. Selbstverständlich dient sie als Grundlage, die geeigneten Interventionen in den verschiedenen

Phasen vom Beziehungsaufbau bis zum Abschluss der Behandlung zu finden. Bei der Gesundheitsdiagnose geht es aber nicht um einen Problemlösungsprozess, weil das Problem nicht maßgeblich im Vordergrund steht, sondern es geht von Anfang an um das Angebot eines Beziehungsprozesses, bei dem die spirituelle Seite des Klienten zum Klingen gebracht werden soll.

Das Vermitteln von Hoffnung braucht einen Beziehungsprozess. Dieser Beziehungsprozess zwischen Pflegenden und Gepflegten wird durch die Gesundheitsdiagnose angestoßen. Gibt es einen weiteren Pflegebedarf, wird dieser über eine andere spezifische Pflegediagnose beschrieben. Die Interventionen, die aus dieser Pflegediagnose resultieren, werden dann parallel mit denen der Gesundheitsdiagnose durchgeführt.

Bei der Gesundheitsdiagnose werden gemeinsame Beziehungspunkte zwischen Pflegefachperson und Patient gesucht. Beide verständigen sich über Hoffnungsträger, die gemeinsam für den Aufbau von Hoffnung genutzt werden können.

Die Verantwortung zur hoffnungsinspirierenden Beziehungsgestaltung liegt nicht nur bei der Pflegefachperson, aber oft muss sie die ersten Schritte unternehmen und als Vorbild vorangehen. Sie stellt sich als Mensch zur Verfügung und lässt Hoffnung durch ihre Anwesenheit, ihre Begleitung und ihre Interventionen wirken. Bei keiner Pflegediagnose ist es so wichtig wie bei dieser, selbst an sich zu arbeiten, denn immer schwingt die eigene Geschichte, die eigenen Einstellungen, das Verhalten, die Motivation, das eigene Denken und Fühlen mit. Wie die Pflegefachperson ihre Arbeit interpretiert, wie sie auftritt, wird eine entscheidende Rolle spielen, ob ein hoffnungsloser Mensch rasch Vertrauen aufbauen kann oder nicht. Das Wesentliche jedoch ist, wie die Pflegefachperson sich als Mensch einbringt, für sich selbst Hoffnung interpretiert und wie es ihr gelingt, ihr Verständnis von Hoffnung in die professionelle Rolle einzubringen und sogar mit der Rolle zu verknüpfen.

Die Gesundheitsdiagnose »Hoffnung haben«

Definition

Hoffnung ist eine innere Kraft, die einen dynamischen psychologischen Prozess ermöglicht, um sich den gegebenen Lebensumständen zu stellen und diese zu verbessern. Hoffen zu können ist eine Fähigkeit, diese vertraut auf eine gute

transzendente Macht. Die Anwesenheit von Hoffnung ist ein Synonym für eine persönliche Zukunft.
Mögliche für Hoffnung ursächliche oder sie beeinflussende Faktoren:
- Hoffnung ist der Ausdruck des Vertrauens ins Leben.
- Die Quelle aller menschlichen Hoffnung bildet die Zugehörigkeit zu einer Gemeinschaft.
- Durch eine aktive Haltung wird das Gefühl der Selbstwirksamkeit gestärkt.
- Hoffnung als zukunftsgerichtete Emotion hat damit zu tun, dass wir immer weiter noch Werdende sind.
- In der Anstrengung zur Genesung kann Hoffnung als persönliches Selbstkonzept Ich-Stärke erzeugen.
- Hoffen findet auf einer geistigen Ebene statt. Man kann diesen geistigen Ort als ein Gefäß bezeichnen, das es zu entdecken, aufzufüllen und zu pflegen gilt.
- Hoffen in widrigen Lebensumständen benötigt die Bereitschaft, an der eigenen Resilienz zu arbeiten.

Besondere Merkmale oder Kennzeichen:
Hoffnung ist kein linearer Prozess, sondern es geht dauernd vor und zurück. Auf die Prozesshaftigkeit weist jeweils ein Wendepunkt hin, den es wahrzunehmen gilt.
Hoffnung stellt sich ein, wenn
- sich ein Gefühl der Zugehörigkeit durch Herstellen oder Widerherstellen von Beziehungen einstellt;
- Wahlfreiheit besteht;
- man sich nicht als Patient, sondern als Mensch fühlt;
- man sich nützlich fühlt;
- man kleine Ziele erreicht und dies wahrgenommen wird;
- Vorfreude bewusst erlebt wird;
- Interesse für geistige Aktivität besteht;
- Selbstwirksamkeit erkannt wird.

Pflegeziele und Evaluationskriterien

- Der Klient ist in der Lage, Hilfe anzunehmen, davon zu profitieren und Vertrauen in die Therapie zu fassen.
- Der Klient kann negative Gedanken korrigieren.
- Der Klient ist überzeugt, dass sein Zustand sich bessern wird.
- Der Klient kann generelle und spezifische Verhaltensweisen den Veränderungen im Leben anpassen und so positive Erfahrungen machen.

- Der Klient ist überzeugt, selbst auf das Erreichen von eigenen Lebenszielen und Aktivitäten Einfluss nehmen zu können.
- Der Klient erlebt eine Erleichterung der Situation.
- Der Klient fühlt, dass das Leben einen Sinn macht und dass er an der Krise gewachsen ist.
- Der Klient lernt neue Einstellungen und Übungen kennen, die den Umgang mit seinem Leiden erleichtern.
- Der Klient erkennt, dass Trauer zum Leben gehört und dass er gesund trauern kann.
- Der Klient hat gelernt, Wiederholungen der bisherigen maladaptiven Verhaltensweisen bei Trauer zu vermeiden.
- Der Klient fühlt sich einer Gemeinschaft zugehörig.
- Der Klient kann seine persönliche spirituelle Seite erkennen, leben und daraus Zuversicht, Kraft und Vertrauen schöpfen.

Maßnahmen und Interventionen

Pflegepriorität: Einschätzen des Hoffnungsgrads und der Ursachen

- Herausfinden, welche Art von Erfahrungen (positive, negative, keine) die Patientin mit Hoffnung gemacht hat.
- Die Überzeugungen der Patientin in Bezug auf Hoffnung erkunden und nach Trägern von Hoffnung suchen.
- Die aktuell genutzten Ressourcen identifizieren, um festzustellen, was sich verändern lässt.
- Die Patientin einladen, über Hoffnung oder Erlebnisse, die Hoffnung widerspiegeln, zu sprechen.
- Herausfinden, erkennen und verstehen, was Hoffnung für die Patientin bedeutet.
- Behandlungserwartungen klären, um Veränderungen zu antizipieren und Hoffnung zu verstärken.
- Fokussieren auf generalisierte Hoffnung, wenn spezifische Hoffnung im Moment nicht möglich ist.
- Aufzeigen, dass man Hoffnung verlieren, aber auch wiedergewinnen kann.
- Sichern von wiederentdecktem Vertrauen.
- Hartnäckigkeit und Entschlossenheit als positive Persönlichkeitsmerkmale fördern.

Pflegepriorität: Hoffnung fördern

Allgemeine Interventionen im Stationsalltag

- Die Pflegefachperson signalisiert Hoffnung durch ihre Haltung in Wort und Tat, durch eine inspirierende Ausstrahlung von Zuversicht und Positivität.
- Wahrnehmen der Patientin oder des Patienten als Person, spezifisch darauf eingehen, Realisieren von Gemeinsamkeiten.
- Nonverbale Kommunikation im Alltag: die Patientin, den Patienten im Raum wahrnehmen durch wache Präsenz; beachten, was man spürt und fühlt, und dies zeigen durch ermutigendes Zunicken, freundliches, wohlwollendes, bestätigendes, aufmunterndes Lächeln.
- Schmieden einer Verbindung und einer fürsorglichen Beziehung.
- Versorgung mit aktuellen Informationen und Sichern zeitnaher Behandlungstermine, damit die Bedürfnisse des Patienten nach Möglichkeit rasch erfüllt werden.
- Demonstration einer bedingungslosen Akzeptanz und Toleranz.
- Schaffung eines physischen Milieus, in der Begegnung mit Gleichgesinnten stattfinden kann.

Spezielle Interventionen in der Bezugspersonenarbeit

- Subtiles Einträufeln von Hoffnung während der Arbeit durch Einbringen der eigenen Person.
- Ruhe ausstrahlen, warmherzig sein, Freundlichkeit und Mitgefühl für die Bemühungen des Patienten zeigen, dem Leben zu begegnen.
- Vertrauen und unerschütterliches Engagement, auch in schwierigen Situationen.
- Sicherstellen, dass der Betroffene den Prozess steuert.
- Auf die Ressourcen des Patienten schauen und ihn an diese erinnern.
- Positives Feedback geben, insbesondere wenn persönliche Fähigkeiten als negativ wahrgenommen werden.
- Schaffung einer Partnerschaft: Entscheidungsfindung ist ein demokratischer Prozess.
- Gelegenheiten bieten, Ärger und Wut auszudrücken.
- Begründete Sorgen dem Betroffenen gegenüber offen zeigen.
- Unsicherheit, Angst- und Stressquellen identifizieren und für eine effektive Problemlösung sorgen.
- Herausfinden und Heranziehen von Gemeinschaftsressourcen; Gespräche oder Chats mit anderen unterstützen, um den Kontakt mit Angehörigen und Freunden zu halten.

- Identifizieren und Fördern von Zielen, die dem Patienten und nicht anderen dienen.
- Offenlegung von Schmerz; darauf achten, dass dieser nicht zerstörend wirkt, sondern dass durch die Offenlegung eine Erleichterung stattfinden kann, nicht Hoffnungslosigkeit eintritt.
- Stille als verbindendes und heilendes Element erzeugen und einsetzen. Dabei konzentrierte Aufmerksamkeit halten und die Möglichkeit zum Nachdenken geben, auch Weinen zulassen.
- Trost spenden durch Berührung; Freude zum Ausdruck bringen durch Berührung; einen Sieg feiern durch eine gemeinsame Geste, aber nur wenn es für beide Seiten absolut stimmig ist.
- Unterstützung des Betroffenen bei der Wahrnehmung seiner Gefühle und dem Suchen nach eigenen Hoffnungsquellen.

Pflegepriorität: gezieltes Einsetzen persönlicher Hoffnungsträger

- »Hope Kits« entwickeln: Gehen Sie gemeinsam mit dem Patienten auf eine kreative Suche nach persönlichen Gegenständen oder Sprüchen, die als Hoffnungsträger fungieren können.
- Die Führung eines »hope memory book« oder »hope journal«, einer »list of hope bringers« oder das Tragen eines »hope saver basket« unterstützen.
- Die Verwendung dieser Kits als bewusste Strategie im Alltag einsetzen und auf die Wirkung achten.
- Durch Bilder (persönliche Bilder oder Bilder aus der ZRM®-Bildkartei) Hoffnungsparameter bewusst machen. Darüber zu reden legt Zukunftsszenarien und Sehnsüchte frei. Diese auszusprechen kann helfen, zu erkennen, dass man jetzt mit der Gestaltung der Zukunft beginnen kann.
- Das Erinnern an hoffnungsvolle Momente und Geschichten aus der Vergangenheit fördern, darüber sprechen, eigene Beispiele bringen – sie helfen dem Patienten zu erkennen, dass Hoffnung universell ist und Zyklen unterliegt.
- Ermutigen, über Sinnfragen zu reflektieren.
- Durch Gruppendiskussionen die Strategie des Umdeutens von Themen fördern.
- Anderen Hoffnung leihen, z. B. sagen: »Ich bin hoffnungsvoller als Sie, weil ...«, »Ich persönlich glaube fest daran, dass Sie einen Weg finden werden ...«, »Durch Ihre Depression können Sie selbst gerade nicht positiv denken. Erlauben Sie mir, dass ich das für Sie übernehme, bis Sie es wieder selbst können? Darf ich Ihnen dazu ein paar Vorschläge machen?«

- In die Schuhe des Betroffenen steigen und die Situation widerspiegeln, wie Sie sie sehen: »Ich bin weniger zuversichtlich als Sie, weil ...« Das gibt dem Betroffenen die Möglichkeit, zu entscheiden. »Ich sehe, Sie haben mehr Hoffnung als ich. Ich bin gerade pessimistisch, was die Situation betrifft, aber ich will mit Ihnen fest daran glauben, dass es gelingt.« Oder Sie entscheiden sich, es nicht auszusprechen. Dann geben Sie bewusst dem Patienten den Freiraum, den er braucht, um auf seine Weise zu denken und zu handeln.
- Bedenken Sie: Sie müssen die Person nicht verändern. Ziehen Sie sich auf keinen Fall zurück, wenn Sie etwas nicht verstehen – halten Sie weiterhin respektvoll zu Ihrem Patienten und bleiben Sie bewusst wohlwollender Zeuge seines Tuns und Lassens.
- »Hope-focused question«: »Wer hat Ihnen Hoffen beigebracht?« »Was kommt Ihnen in den Sinn, wenn Sie an Hoffnung denken?« »Welches Bild fällt Ihnen ein, wenn Sie am Morgen erwachen?« »Wie wollen Sie Ihre Zukunft gestalten?« Das Wort Hoffnung kann beliebig durch andere Wörter wie Liebe, Glaube, Freude, Kraft usw. ersetzt werden.
- Sorgfältiger Einsatz von drei Hoffnungsvermittlern in der Sprache: »Wenn ..., dann ...« suggeriert eine Veränderungsmöglichkeit. »Noch nicht, aber ...« zeigt die Möglichkeit einer Verschiebung auf. »Ich glaube, dass ...« schafft einen hoffnungsvollen Moment.
- Reflexion ermöglichen: hinterfragen, ob negative Konstrukte, Annahmen oder Erlebnisse der Wahrheit entsprechen bzw. auch anders gesehen werden können. Verbesserung von Bewältigungsstrategien durch Durcharbeiten von Enttäuschungen, um sich an gegebene Einschränkungen anzupassen und falsche Hoffnungen zu vermeiden.
- Führen durch den Prozess eines gesunden Trauerns.
- Organisieren und Planen eines gewinnbringenden Einsatzes aller gefundenen individuellen Hoffnungsträger im individuellen Behandlungsplan.
- Aufgaben für den Alltag gemeinsam formulieren, durchführen, reflektieren und neue Aufgaben auf Basis der Errungenschaften stellen.
- So auf ein Ende in der Therapie hinarbeiten, dass der Betroffene es selbst bestimmen kann.

Pflegepriorität: Förderung des Wohlbefindens und der Resilienz

- Für physischen und emotionalen Komfort sorgen, damit Energie frei wird für hoffnungsvolle Prozesse.
- Fördern des Gleichgewichts von Aktivität und Ruhe.
- Die Äußerung von Bedürfnissen fördern und ihre Befriedigung wo immer möglich unterstützen.
- Für Abwechslung sorgen. Bei Schwierigkeiten im Umgang mit Leerzeiten Unterstützung geben beim Finden einer individuellen Freizeitstruktur.
- Anwesenheit, Aufmerksamkeit und Unterstützung bieten. Einfache Alltagsgespräche führen, einfache Alltagstätigkeiten gemeinsam verrichten. Zwischendurch die Rolle als Pflegefachperson ablegen und Mensch sein.
- Signalisieren von Verbundenheit, Sicherheit, Trost.
- Vorleben von Achtsamkeit. Anleiten, wie diese im persönlichen Alltag gelebt werden kann.
- Demonstrieren und Anleiten von Meditationstechniken, Atemtechniken, Muskelentspannungstechniken, Autogenem Training. Dabei helfen, die Techniken in den persönlichen Alltag nachhaltig zu integrieren.
- Herausfinden des persönlichen spirituellen Ausdrucks, unabhängig von der Religion. Vermeiden Sie nur von einer Religion genutzte Begriffe und passen Sie sich dem Wortschatz des Patienten an. Suchen Sie nach Gemeinsamkeiten in den verschiedenen Begrifflichkeiten.
- Ermöglichen einer spirituellen Praxis: gemeinsames Beten, Schreiben eines eigenen Textes in Form eines Wunsches, einer Bitte oder eines Gebets, Lesen von spirituellen Texten, schönen Gedichten, Kurzgeschichten, Weisheitssprüchen, darüber sprechen und in den persönlichen Alltag des Patienten einfließen lassen.
- Förderung von Unbeschwertheit, Fröhlichkeit und Humor.
- Kleine Freuden würdig feiern.
- Patientinnen und Patienten ermutigen, ihre Erfahrungen anderen Betroffenen weiterzugeben.
- Psychoedukation individuell und in der Gruppe zum Thema Resilienz.
- Herausarbeiten der Persönlichkeitsmerkmale des Patienten, Stärken durch Anleitung von Übungen fördern.

Pflegedokumentation und Pflegerapport

- Konsequente Nutzung des Dokumentationssystems der Pflege, Maßnahmen konkret beschreiben, auf Hoffnung vermittelnde Interventionen verweisen, die angewendet wurden.

- Einbringen von Hoffnungsträgern in die tägliche Arbeit: Was sollte angewendet werden, von wem, wie genau?
- Ressourcenorientierte Wiedergabe von Beobachtungen und Gesprächen, ohne den Lebensentwurf des Patienten zu bewerten.
- Jeweils den neuesten Stand der mithilfe diverser Erfassungsinstrumente und Gespräche zusammengetragenen Informationen zum Thema Hoffnung und Hoffnungslosigkeit in Teambesprechungen einfließen lassen.
- Kollegiale Beratung und Fallsupervisionen nutzen, um andere Hypothesen zu bilden.

Assessment und kontinuierliche Neueinschätzung

- Verwendung von Schemen, PRISM, Skalen oder freien Interviews.
- Sammeln von Beobachtungen, Austausch bei Pflegerapporten, pflegerische Fallbesprechungen.
- Einbringen des Hoffnungsstands bei sämtlichen Gesprächen wie Visiten, Fallbesprechungen und Angehörigengesprächen.

Maßnahmenplanung

- Einbezug des Betroffenen, der Angehörigen, Freunde und Bezugspersonen von Beginn an.
- Darauf achten, dass Maßnahmen nicht nur in der Klinik greifen, sondern auch auf die individuellen Bedürfnisse des Patienten zu Hause abgestimmt sind.
- Patientenedukation individuell auf die Sprache, Eigenheiten und Bedürfnisse des Patienten abstimmen.
- Ergänzend Edukation in Gruppen, Schulung und Beratung zu Hoffnung und anderen Themen, die in Zusammenhang mit Hoffnung auftreten, z. B. Resilienz.
- Konsequente individuell-ressourcenorientierte Haltung auch und erst recht in schwierigen Situationen; Ressourcen individuell und gezielt mit dem Patienten allein oder in der Gruppe mithilfe von ZRM® erarbeiten.
- Konsequente Resilienzarbeit von Beginn an bis zum Schluss der Behandlung, auch in der Gruppe zur Stärkung der Mitglieder und Förderung des Zusammenhalts.

Durchführung und Evaluation

- Reaktionen auf Interventionen, Bezugspersonengespräche, Gespräche mit Angehörigen, Alltagsgespräche, Patientenedukation und Gruppenveranstaltungen mit den bekannten Instrumenten erfassen.

- Neben realistischer Problemdarstellung sollte der Hauptfokus auf der Stärkung der Ressourcen liegen, dem Feedback positiver Beobachtungen.
- Auch kleine Fortschritte in Richtung Behandlungsziel dem Patienten zurückspiegeln.
- Anpassung des Pflegeplans, wenn die Situation sich ändert.
- Die Entlassungs- oder Austrittsplanung sollte schon von Anfang an mitgedacht werden in dem Sinn, dass vor allem Interventionen eingesetzt werden, von denen der Patient nachhaltig, d. h. auch in seinem persönlichen Umfeld, profitiert.
- Durch Belastungserprobungen zu Hause, Erarbeiten und Nacharbeiten von praktischen Aufgaben im eigenen Umfeld Sorge tragen, dass die Interventionen tatsächlich nachhaltig sind.

Pflegepriorität: als Team und als Bezugsperson hoffnungsvoll bleiben

- Seinen eigenen Hoffnungsstand und den des Teams in Bezug auf den Patienten realisieren.
- Selbstbewusstsein und Selbstreflexion im Team pflegen. Ein Team zeigt wahre Professionalität, wenn offen über die Haltung dem Patienten gegenüber gesprochen wird.
- Von positiven Erfahrungen mit den Patienten im Team zu erzählen bewirkt eine innere Unbefangenheit und eine Stärkung der Hoffnung für den Behandlungsverlauf.
- Üben, zwischen der eigenen Hoffnung und der des Betroffenen zu unterscheiden, da Hoffnung einer periodischen Bewegung zwischen Profi und Betroffenem unterworfen ist.
- Eigene Gefühle wahrnehmen, sie geben oft Aufschluss über die Gefühle des Betroffenen. Damit kann der Betroffene abgeholt werden.
- Die eigene Hoffnungslosigkeit wird dem Betroffenen nicht kommuniziert, sondern sollte Hinweis sein, aufgeworfenen Fragen auf den Grund zu gehen.
- Wenn ein Problem nicht sofort gelöst werden kann, Hilfe von Kollegen oder mehr Wissen einholen.
- Seine eigenen Hoffnungsbilder suchen und daran festhalten.
- Herstellen eines beidseitigen Hoffnungstransfers: Auch der Patient kann Hoffnung vermitteln.
- Bedenken, dass man nicht allein für das Gelingen des Prozesses verantwortlich ist.

- Nicht vergessen, dass ein Problem oft zu einem anderen Zeitpunkt oder von anderen Personen gelöst werden kann.
- Unterstützung im interdisziplinären Team suchen und gemeinsam nach Strategien und Interventionen für die Herbeiführung des Wendepunktes suchen.
- Sicherheit erlangen durch Lesen von Fachliteratur und Literatur zu den Themen, die mit Hoffnung in Verbindung gebracht werden (Religion, Philosophie usw.).
- Beobachten und prüfen der gewonnenen Erkenntnisse und mit der eignen Pflegeerfahrung vergleichen.
- Erwerben ethischer Kenntnisse, um Kriterien für Entscheidungen zu finden.
- Intuitives Wissen nutzen, sich selbst vertrauen, denn:
- Hoffnung vermitteln hat mehr mit dem zu tun, wie man ist, als mit dem, was man tut.

Basisinterventionen: eine tragfähige Beziehung aufbauen

Wenn Betroffene Hilfe suchen, dann berichten sie über Situationen, die oft ausweglos erscheinen. Oft schlägt einem Verzweiflung, Hilflosigkeit und Hoffnungslosigkeit entgegen. In dieser Phase können Patientinnen und Patienten kaum ihre Ressourcen sehen. Sie meinen, an allem schuld zu sein, und schämen sich wegen ihres vermeintlichen Versagens. Hier befinden wir uns in der Grauzone, in der sich Hoffnungslosigkeit und Hoffnung vermischen, aber Hoffnung nicht bewusst wahrgenommen wird. Wir müssen als Pflegefachpersonen bei einem Erstkontakt oft rasch handeln und uns auf unsere Erfahrung und Intuition verlassen. Man könnte auch sagen: Der erste Eindruck zählt.

Wenig sprechen, mehr handeln

Gerade in den Grenzbereichen der therapeutischen Arbeit wird klar, dass die verbale Sprache oft kein ausreichendes Kommunikations- und Ausdrucksmittel ist (Glawischnig-Goschnik 2010). Wenn es um die Grenzen des Machbaren oder um die Grenzen des Erträglichen geht, um Tod und Sterben, um Psychisches, Spirituelles, Philosophisches oder Religiöses, reicht Sprache oft nicht aus. Diverse Studien, die das Verhalten von Pflegefachpersonen im therapeutischen Milieu beobachten, kommen zum Ergebnis, wie wichtig die nonverbale Kommunikation ist (Thomas u.a. 2002; Oeye u.a. 2009, Thibeault u.a. 2010).

Die Persönlichkeit einer Pflegefachperson spiegelt sich im Auftreten wider, in dem, was sie zur Schau trägt, und in ihrer Sprache. Die nonverbale Kommunikation ist ein mächtiges Instrument der Pflege (Künzle 2002), um den Betroffenen Hoffnung zu vermitteln. Es wird erst überzeugend, wenn wir an unserer Persönlichkeit gearbeitet haben.
Grundsätzlich wurde von Patientinnen und Patienten Folgendes als Hoffnung inspirierend gewertet: Präsenz zeigen, bei einer einfachen Alltagstätigkeit mitwirken, Aufmerksamkeit schenken durch eine Geste oder einen Blick, freundliches Zunicken oder Lächeln, Begrüßung mit Handschlag, Berührungen zulassen und selbst berühren (wenn es für beide Seiten stimmig ist und wenn es die Situation erlaubt), unerschütterliches Engagement zeigen, das Weiterkommen einer Person zum persönlichen Anliegen machen (Hans 2015).
In einer Aufnahmesituation helfen weniger Worte, die oft in der Aufregung nicht gehört oder verstanden werden, als ein liebevoller, freundlicher Blick, ein Zunicken, ein Sichhinwenden oder ein schlichtes Dasein, um Hoffnung zu vermitteln. Später, wenn die Beziehung gefestigt ist, können eine Berührung, eine Umarmung, ein Ritual und andere kreative Angebote schneller wirken als viele Worte.

PRAXISTIPPS

- Fragen Sie den Patienten, die Patientin selbst, die Sie begleiten, was ihm oder ihr wirklich geholfen hat. Das Feedback wird Ihnen enorme Sicherheit geben, denn Sie werden unmittelbar hören, welche Ihrer Interventionen, welche Art Ihres Auftretens Eindruck beim Gegenüber hinterlassen hat.
- Gleichzeitig geben Sie dem Patienten so zu verstehen, dass er mitwirkt, Interventionen und Behandlungsabläufe zu verbessern. So arbeiten Sie gekonnt zweigleisig mit Fachwissen in der Praxis und verschaffen gleichzeitig den Patientinnen und Patienten als betroffene Hauptakteure ein Recht auf Einmischung.

Die Sprache als Träger von Hoffnung

Einen sorgfältigen Umgang mit der Sprache zu pflegen (Hemann 2001), ist ein sehr wichtiger Aspekt, um Hoffnung zu vermitteln, denn Wahl und Ton der Sprache verraten direkt oder indirekt die Einstellungen und Haltungen der Person. Das negative Denken und Sprechen über eine Situation oder über einen Menschen kann eine hoffnungslose Situation verstärken. In einem Helferteam kann dies unbemerkt das Klima vergiften, wenn das in Visiten ohne Patienten nicht Beachtung findet.

Die einzelne Pflegefachperson sollte auf ihren sprachlichen Ausdruck achten und die Haltung, die sie damit oft unbewusst transportiert. Fachliche, abstrakte Ausdrücke verhindern oft eher Beziehungen zu den Patienten als sie zu fördern. Da es sich auch beim Wort »Hoffnung« um einen abstrakten Begriff handelt, wird man von den Patienten schnell entlarvt werden, wenn es sich nur um eine leere oder professionelle Worthülse handelt. Auch sollte keine predigthafte oder gefällige Sprache gewählt werden, die Patienten sollten nicht zum Hoffnunghaben überredet werden.
Ob Pflegende eine lebendige hoffnungszentrierte Haltung haben, wird rasch sichtbar, wenn sie mit fremdsprachigen Patienten kommunizieren müssen. Wer Hoffnung für sich selbst gefunden hat, kann über Sprachbarrieren hinweg Verbindendes finden. Eine hoffnungsvolle Pflegefachperson wird, egal in welcher aktuellen Situation sich der Patient befindet, dessen Entwicklungspotenzial erkennen, womöglich noch bevor er es selbst erkannt hat. Sie weist immer wieder sanft und auf eine inspirierende Art und Weise darauf hin.

Angst reduzieren und Hilfeholen lernen haben Priorität

Zwei Symptome sind bei Hoffnungslosigkeit sehr häufig: Angst und fehlendes Hilfesuchen. Diese Symptome müssen immer gleich mitbehandelt werden. Folgende Maßnahmen sind geeignet, etwas dagegen zu unternehmen:
Angst reduzieren → Die Angst schärft in der Regel die Sinne, lähmt aber Verstand und Willenskraft. Angst und Furcht können sich pathologisch bis zur Phobie steigern. Oft steht die pathologische Angst in engem Zusammenhang mit einer Depression oder mit psychotischen Zuständen. Sehr hilfreich dabei ist die Intervention »Angstminderung« (Reduzieren von Befürchtungen, Bedrohungen, Vorahnungen oder Unbehagen in Zusammenhang mit einer nicht identifizierten Quelle antizipierter Gefahr; Bulechek u. a. 2015, S. 167).
Hilfesuche verstärken → Für viele Patientinnen und Patienten ist es eine neue Erfahrung, dass sie Unterstützung finden, wenn sie darum bitten. Für viele ist es leichter, zu helfen, als selbst Hilfe anzunehmen. Wenn solche Patienten also um Hilfe bitten, indem sie in die Klinik kommen, sollten Sie das als ersten positiven Schritt zur Veränderung groß hervorheben. Damit beginnt eine Person, Verantwortung für sich zu übernehmen. Verwenden Sie die Intervention »Verhaltensmodifikation: Unterstützung« (Bestärken vom Patienten selbst gesteuerter und initiierter Veränderungen, um persönliche Ziele zu erreichen; Bulechek u. a. 2015, S. 803).

Das Gespräch suchen

Es gilt die Regel: Jedes Gespräch – wenn es nicht ein Alltagsgespräch ist – ist ein therapeutisches Gespräch, und jedes Gespräch – auch ein Alltagsgespräch – kann genutzt werden, um verschüttete Hoffnungen freizuschaufeln. Folgende Maßnahmen sind dazu geeignet:

Auch verborgene Hoffnungen würdigen → Erwartungen, die in Gesprächen aufblitzen, sollte man aufgreifen und nach Möglichkeit nicht enttäuschen. Patienten, die sich auf ein Gespräch einlassen, haben Hoffnung und zuallererst die Hoffnung, dass ihre Bedürfnisse wahrgenommen und akzeptiert werden. Dies wird oft nicht verstanden oder im Arbeitsstress nicht beachtet.

Marshall B. Rosenberg (2016): Gewaltfreie Kommunikation: Eine Sprache des Lebens. Überarbeitete und erweiterte Neuausgabe. Paderborn: Junfermann.
Die Gewaltfreie Kommunikation hilft, bewusster zuzuhören, dem Gegenüber Respekt zu schenken und sich selbst klar auszudrücken.

Sich aktiv einmischen → Suchen Sie im Aufnahmegespräch, in Visiten, Familiengesprächen, Gespräche mit Dritten wie rechtlichen Betreuern, Behördenvertretern oder anderen Fachpersonen nach Hoffnungsbildern des Patienten und vergrößern Sie diese konsequent. Bedenken Sie, dass Sie Ihre Patientinnen und Patienten in vielfältigen Lebenssituationen erleben, dass Sie ihre kleinen und großen Sorgen kennen, aber auch ihre Hoffnungsträger, die sie motivieren können, auch in schwierigen Situationen eine Entscheidung zu treffen.

Konsequent Hoffnungsträger finden → In den Alltagsgesprächen und Nebensätzen findet man oft unerwartete Anknüpfungspunkte für Hoffnungsträger. Achten Sie auf unerwartete Wörter oder solche, die immer wieder auftauchen, und fragen Sie nach ihrer Bedeutung. So erwähnte ein Patient öfter das Wort »Lettern«. Bei Nachfragen stellte sich heraus, dass der Patient sich sehr für den Buchdruck interessierte. Beim Vertiefen dieses Themas begann er, einen regelrechten Eifer zu entwickeln. Plötzlich fand er sich beim Erzählen in einer glücklichen Phase seines Lebens wieder, die er längst vergessen zu haben glaubte.

Psychoedukation einsetzen → Neben den klassischen Themen sollte auch systematisch strukturiertes Wissen zum Thema Hoffnung vermittelt werden, im Bezugspersonengespräch und in Gruppenveranstaltungen. Es dient zur Sensibilisierung der Klienten und zur Stärkung ihrer Ressourcen. Die Values-in-Action-Klassifikation von Park und Kollegen (2004) kann dabei eine Unterstützung sein.

Klientenorientierte Interventionen

Wir unterscheiden zwischen klientenorientierten Interventionen und Interventionen, die nicht unmittelbar mit dem Klienten bzw. Patienten durchgeführt werden. Nicht klientenorientierte Interventionen sind solche, die zwar dem Ziel des Patienten dienen, aber z. B. mit anderen Personen (Angehörigen und anderen Bezugspersonen) durchgeführt werden oder am Umfeld ansetzen (Wohnung, Arbeit, Freizeit). Auf Station gehören dazu auch die Arbeiten am und mit dem Milieu. Im Folgenden werden klientenorientierte Interventionen dargestellt, also solche, die mit dem Patienten ausgewählt, vereinbart und durchgeführt werden.

Ressourcen identifizieren

Ressourcen sind Fähigkeiten, die eine Person besitzt, um ein Problem zu lösen. Ressourcenaktivierung fördert das Selbst- und Krankheitsmanagement und sollte im gesamten Behandlungsprozess unterstützend eingesetzt werden.

Da Patientinnen und Patienten ihre Ressourcen oft gar nicht benennen können, müssen Pflegende aktiv danach suchen und dem Menschen etwas zutrauen. Folgende Maßnahmen sind dazu geeignet:

Bedürfnisse würdigen → Pflegefachpersonen werden mit der Zeit hinter dem Verhalten der Patienten die verborgenen intrinsischen Motivationen erkennen. Wenn Sie das Beobachtete zum Thema machen und ausgiebig würdigen, zeigen Sie dem Patienten seine Hoffnungsquellen, und er merkt, worauf er achten muss.

Talente stärken → Die Balance zwischen Fähigkeiten und Anforderungen wahren zu können führt allein nicht zu einer optimalen Erfahrung. Dafür ist eine Ausdehnung bzw. Erweiterung von Fähigkeiten wesentlich. Das Lernfeld, egal ob es zum häuslichen, beruflichen oder sozialen Feld zählt, sollte dem Patienten nicht nur liegen, sondern ihm auch Freude machen. Geben Sie ihm verschiedene Methoden an die Hand, von denen er eine für ihn passende auswählen kann: eine Liste mit angenehmen Tätigkeiten, die Suche nach dem »Was ich schon immer einmal machen wollte«, die Frage »Was ist mir lieb, was ich in der letzten Zeit vernachlässigt habe?« usw. Die Tätigkeiten müssen Lust auf mehr machen; damit stellen Sie sicher, dass sie gerne und kontinuierlich durchgeführt werden und der Klient schließlich seine Fähigkeiten selbstständig weiterentwickeln kann. Das ist Hoffnung-Inspirieren durch Steigerung der Selbstwirksamkeit. Beachten Sie die Intervention »Lebensfertigkeitsverbesserung« (Entwicklung der Fähigkeit eines Individuums, unabhängig und effektiv mit den Anforderungen und Herausforderungen des Alltags umzugehen; Bulechek u. a. 2015, S. 546).

Ziele erarbeiten → Erarbeiten Sie mit dem Patienten oder der Patientin anregende Ziele. Lebensgeschichten sind faszinierend und spannend. Wer gelernt hat, mit einer gewissen Distanz auf sein Leben zu schauen, kann wie ein Detektiv Freude am Forschen, Verstehen und Verändern bekommen. Zeigen Sie selbst Begeisterung, als wäre das Ziel des Patienten Ihr eigenes Ziel. Sie infizieren diesen so mit Ihrer Hoffnung. Beachten Sie die Intervention »Gemeinsame Zielsetzung« (Bulechek u. a. 2015, S. 430).

Erfolge würdigen → Feiern Sie mit dem Patienten das Erreichen jedes noch so kleinen Schrittes auf dem Recoveryweg, indem Sie Freude und Stolz zeigen, als wäre es Ihre eigene Leistung. Diese Anerkennung bestätigt dem Patienten, dass es sich gelohnt hat, auf seine »Holder of Hope« zu hören. Durch diese Erfahrung und das Zelebrieren des Erfolges ist die Wahrscheinlichkeit groß, dass er sich immer wieder daran erinnert und so auch nachhaltig davon profitieren wird.

Oft werden Ressourcen erst zu solchen, weil sie eine subjektive Bedeutung für eine Person haben. Sie zeigen sich typischerweise darin, dass sie mit einem »guten Gefühl« einhergehen und für die Person hilfreich und nützlich sind (Künzle 2002). Darauf geht das Zürcher Ressourcen Modell (ZRM®) spezifisch ein. Es bezieht systematisch kognitive, emotionale und physiologische Elemente in den Entwicklungsprozess mit ein.

Mit dem Online-Tool (https://zrm.ch/zrm-online-tool-deutsch/) kann man sich Schritt für Schritt bei der Entwicklung einer neuen Haltung anleiten lassen. Das Ergebnis ist geeignet, um als Motto-Ziel im Rahmen des ZRM®-Selbstmanagements verwendet zu werden.

Anleitungen zur Gruppenmoderation und eine Menge Arbeitsblätter zu Themen wie »Kraft aus dem Selbst« (https://zrm.ch/die-kraft-aus-dir-selbst/), »Dolce Vita« (https://zrm.ch/dolce-vita/) und vielen mehr helfen beim systematischen Ressourcenaufbau und können sehr gut in der Bezugspersonenarbeit oder in Gruppenveranstaltungen eingesetzt werden.

Die ZRM®-Bildkartei (Krause & Storch 2017) beinhaltet ausschließlich Bilder, die starke positive Gefühle auszulösen vermögen. Sie eignet sich sehr gut, um auf bewusste, aber auch weniger bewusste Bedürfnisse aufmerksam zu machen. Patientinnen und Patienten arbeiten sehr gerne damit. Das Bild, das eine Person auswählt, über das sie spricht, über das eine Ressource aufgebaut wird, integriert sie in ihren Alltag. Damit hat sie einen stark wirksamen Hoffnungsträger für sich gefunden.

Resilienz stärken

Resilienz ist das Immunsystem der Seele. Die seelische Widerstandsfähigkeit entwickelt sich in der Auseinandersetzung mit Herausforderungen, die sich im Interaktionsprozess zwischen Ich und Umwelt stellen. Zur Stärkung der Resilienz (siehe a. Bulechek u. a. 2015, S. 655) sind folgende Maßnahmen geeignet:

Erfahren, was Halt gibt → Um mit Stress effektiv umgehen zu können, ist eine Auseinandersetzung mit den eigenen Werten und Glaubenssätzen unumgänglich. Pflegefachpersonen können über Psychoedukation Wissen vermitteln, welche Fähigkeiten krisenfest machen und wie man diese üben kann. Auch Problemlösungsstrategien gehören zum Inhalt von Psychoedukation. Wichtig ist für Patienten auch die Erfahrung, dass Scheitern sein darf und Neuanfänge möglich sind. Pflegefachpersonen können Entscheidungsmut fördern, wenn sie Unterstützung signalisieren für was auch immer der Patient sich entscheidet. Wenn Angehörige und nahestehende Personen in das Unterstützerteam einbezogen werden können, umso besser.

Wahlmöglichkeiten eröffnen → Bei Patienten mit Suizidrisiko ist zu beachten, dass sie meinen, keine Wahlmöglichkeiten zur Verfügung zu haben. Es ist ein Mythos, zu glauben, Suizide passierten plötzlich und ohne Vorwarnung. Es gibt viele Risiken, die erkannt werden können. Sie liegen nach der WHO (2016) im Gesundheitssystem (Hürde, sich Hilfe zu holen), in der Gesellschaft (z. B. unangemessene Medienberichterstattung), in der Kommune (z. B. Trauma oder Missbrauchserfahrung), in Beziehungen (z. B. Gefühle der Isolation und mangelnde soziale Unterstützung) und im Individuum selbst (z. B. Hoffnungslosigkeit). Um den gefährdeten Menschen wieder Wahlmöglichkeiten zu geben, schlägt die WHO unter anderem vor: Präventionsstrategien im Bereich der psychischen Gesundheit zu entwickeln, ein gesellschaftliches Bewusstsein bezüglich psychischer Gesundheit zu schaffen, Interventionen für Risikogruppen anzustoßen (vgl. die Intervention »Suizidprävention«; Bulechek u. a. 2015, S. 736).

Eine Wahl bedarf allerdings eines Ziels, erst dann können die verschiedenen Umsetzungsmöglichkeiten erkundet und die benötigten Fähigkeiten gestärkt werden. Mit der Wunderfrage etwa (»Wenn Sie einen Zauberstab hätten, was würden Sie anders haben wollen? – Was wäre, wenn das Ziel schon erreicht wäre, woran würden Sie das merken?«) können Fantasie und Mut Flügel bekommen.

Glaubenssätze überdenken → »Das kann ich nicht«, »Das bringt doch nichts« sind typische Glaubenssätze bei Hoffnungslosigkeit, die zu ersetzen nicht einfach ist. Üben Sie mit den Patienten, Worte wie »nie« zu vermeiden und allgemeine negative Botschaften konkret und damit »klein« zu machen: »Heute habe ich keine Energie, aufzustehen.« Dann können Sie in kleinen Schritten an einer Lösung für morgen arbeiten. Sie können auch neue Glaubenssätze anbieten, z. B. »Wo eine Tür zugeht, geht eine andere auf«. Schon dass der Patient Hilfe gesucht hat, eröffnet ihm ja neue Optionen.

Chancen nutzen → Aktuelle Ereignisse sind oft ein Anstoß, aktiv zu werden, was Pflegefachpersonen nutzen können. Wenn Sie z. B. wissen, dass Ihre Patientin gerne malt, aber lange nicht mehr Pinsel und Farbe angerührt hat, kann ein Besuch der Enkelin, die fröhlich und ohne Hemmungen malt, ein Handlungsfenster öffnen. C. G. Jung spricht von Synchronizität, wenn innere und äußere Ereignisse im Leben »synchron« zu laufen scheinen. Synchronizität liegt immer dann vor, wenn innere Gedanken, Wünsche, Träume auf ein Echo in der äußeren Welt stoßen. Solche Momente können unerwartet auftauchen und spontan genutzt werden, man kann aber auch versuchen, solche Momente herbeizuführen.

Selbstwirksamkeit und Selbstregulation unterstützen

Um selbstbestimmt agieren zu können, muss man ein Gefühlt der Selbstwirksamkeit haben, das eine positive Erwartung impliziert. Selbstwirksamkeitserwartung wird definiert als die subjektive Gewissheit, neue oder schwierige Anforderungssituationen aufgrund eigener Kompetenzen bewältigen zu können (Schwarzer 2004, S. 12). Dabei handelt es sich nicht um Aufgaben, die durch Routinen zu lösen sind, sondern um solche, deren Schwierigkeitsgrad Anstrengung und Ausdauer erfordern.

Nach Bandura (1997) werden kognitive, motivationale, emotionale und aktionale Prozesse durch subjektive Überzeugungen gesteuert, vor allem durch Handlungs-Ergebnis-Erwartungen bzw. Konsequenzerwartungen (outcome expectancies) und Selbstwirksamkeitserwartungen bzw. Kompetenzüberzeugungen (perceived self-efficacy). Eine schwierige Diagnose, plötzliche Einschränkungen oder langwierige Verläufe von Erkrankungen, mehrere Klinikaufenthalte oder wiederkehrende Rückfälle fordern Menschen extrem heraus.

Deshalb ist es wichtig, die Kompetenzüberzeugungen zu fördern, denn sie steigern z. B. das Durchhaltevermögen, den Mut, sich höhere Ziele zu setzen, und verringern die Angst vor schwierigen Aufgaben (Aronson u. a. 2014).
Eine hohe Selbstwirksamkeit unterstützt eine kompetente Selbstregulation. Diese ist die Fähigkeit, die eigenen Gefühle zu kontrollieren und Pläne durch zielgerichtetes und realitätsgerechtes Handeln zu verwirklichen – auch im Bewusstsein, dass Erfolge meistens nicht gleich eintreten. Selbstwirksamkeit und Selbstregulation erlauben es Menschen, auch in schwierigen Situationen hoffnungsvoll zu bleiben.
Folgende Maßnahmen sind geeignet, Motivation, Lernen, Leistung und Selbstregulationsprozesse anzustoßen:
Passende Ziele finden → In der Motivationsphase kommt es darauf an, ein Ziel zu stecken, welches als Herausforderung erlebt wird, also nicht zu groß, aber auch nicht zu klein ist. In der Praxis sieht man, dass sich sowohl Patienten als auch die begleitenden Pflegefachkräfte immer wieder viel zu hohe Ziele stecken, die nicht erreicht werden können. Aber nur ein erreichtes Ziel kann zur Hoffnung führen, darum lassen Sie sich genügend Zeit beim Formulieren des richtigen Ziels. Das spart Zeit und Kraft. Umgekehrt können Sie erkennen: Wenn die Hoffnung schwindet, ist das Ziel nicht richtig gesteckt, nicht richtig formuliert worden oder der Schwierigkeitsgrad war zu hoch.
Widerstandskompetenzen und Standfestigkeit stärken → Widerstandskompetenzen (resistance self-efficacy) werden gebraucht, um sich zur Wehr zu setzen, Stressbedingungen abzulehnen und Aktivität, Bewegung, Antrieb und Neugier zu bewahren. Die Pflegefachperson kann durch ihr Feedback helfen, ein positives Selbstbild und ein starkes Selbstwertgefühl zu pflegen. Gemeinsames Reflektieren, gerne mit Humor, kann dabei helfen.
Zusätzliche Kompetenzen entwickeln → Neben den vorhandenen Kompetenzen sind bei Krisen meistens auch zusätzliche Strategien (action self-efficacy) gefragt, um konsequent ein Ziel verfolgen zu können. So ist z. B. für das Ergreifen des Wunschberufs nicht nur eine Ausbildung erforderlich, fast immer sind auch soziale Kompetenzen gefragt. Die Pflegefachperson kann mit dem Patienten dann gemeinsam überlegen, auf welchem Wege er diese erwerben kann, etwa durch ein Praktikum, ein soziales Kompetenztraining oder Gruppenaktivitäten.
Krisenvorsorge → Wer es sich in einer Genesungsphase erlaubt, auch an Krisen zu denken und Vorsorge zu treffen (coping self-efficacy), ist gut dran. Pflegefachpersonen können Patienten ermutigen, einen Krisenplan aufzustellen; bei wiederholtem Klinikaufenthalt hat sich eine Behandlungsvereinba-

rung bewährt. Außerdem sollen Patientinnen und Patienten Experten ihrer eigenen Gesundheit werden. Ein Krisenplan hilft dem Patienten und seinen Angehörigen, im richtigen Moment unterstützende Maßnahmen zu treffen, zu erkennen, wann welche Hilfe geholt werden muss, um im besten Fall das Fortschreiten einer Krise zu verhindern. Bei erfolgreich bewältigtem Rückfall wird die Überzeugung wachsen, sich aus eigener Kraft wieder erholen und zu günstigeren Bewältigungsstrategien zurückkehren zu können (recovery self-efficacy).

Selbstwirksamkeit und Selbstregulation sind weitgehend unabhängig von den vorhandenen Fähigkeiten einer Person, denn fehlende Kompetenzen können erlernt werden. Ob sich ein Patient jedoch in der Lage fühlt, diese Kompetenzen zu erlernen, hängt von seiner persönlichen Einschätzung eigener Handlungsmöglichkeiten ab. Insofern ist diese Selbsteinschätzung eine Voraussetzung für die Wahrnehmung von Selbstwirksamkeit.

Beispiele für selbstwirksame Einstellungen von Patienten sind: »Stillstand bedeutet Rückschritt; trotz meiner Depression und meiner Motivationslosigkeit mache ich jeden Tag einen längeren Spaziergang. So erlebe ich jeden Tag etwas Neues. Das würde ich nicht erleben, wenn ich im Bett bleiben würde.« Oder: »Auch wenn ich möglicherweise lebenslang Einschränkungen haben werde und meine Umgebung daran zweifelt, dass ich gesund werde, bin ich mir sicher, dass ich ein erfülltes Leben führen kann. Ich merke das an Momenten, die mich zufrieden machen.«

Selbstwirksamkeit brauchen übrigens nicht nur Patientinnen und Patienten, sondern auch Pflegefachpersonen. Diese zeigt sich z. B. in folgenden Äußerungen: »Ich traue mir zu, die Patientin mit einer schweren Depression und gravierenden sozialen Problemen zu überzeugen, dass sie es aus eigener Kraft heraus schaffen kann, ihre Situation deutlich zu verbessern.« Oder: »Ich weiß, dass ich dem Patienten mit einer Zwangsstörung Hoffnung vermitteln kann, sodass er bereit ist, sich gegen den Zwang mit dem Helfernetz zu verbünden.«

Die Förderung von Selbstwirksamkeit muss im Übrigen nicht auf Einzelpersonen beschränkt sein. Man kann auch die Selbstwirksamkeitserwartungen einer Gruppe stärken, dann geht es um die Koordination und Kombination der verschiedenen individuellen Ressourcen zu einem gemeinsamen Wirkungspotenzial. Eine Gruppe, deren Mitglieder Vertrauen in die Teamressourcen haben, blickt der Bewältigung stressreicher Situationen, die die ganze Gruppe betreffen, optimistischer entgegen. Die kollektive Selbstwirksamkeit sollte also einen Einfluss darauf haben, welche Ziele sich Gruppen setzen, wie viel

Anstrengung sie gemeinsam in ein Projekt investieren und wie viel Widerstand sie leisten, wenn Barrieren auftreten.

Beispiele für kollektive Selbstwirksamkeit in einem Pflegeteam sind: »Ich bin überzeugt, dass wir als Pflegeteam viel Hoffnung in dem Patienten wecken können, auch wenn sich bis jetzt scheinbar noch nichts an seinem Verhalten geändert hat.« Oder: »Auch mit außergewöhnlichen Vorfällen können wir zurechtkommen, da wir uns im Pflegeteam gegenseitig Rückhalt bieten und unterstützen.«

Dasselbe gilt für die Patientengruppe auf der Station. Hier muss das Pflegepersonal dafür Sorge tragen, dass sich die Patientinnen und Patienten als Gruppe mit verschiedenen Ressourcen verstehen. Dazu benötigt es das Bereitstellen von Möglichkeiten wie z. B. gemeinsames Kochen und Essen, Feste feiern, verschiedene Gruppenaktivitäten, die das Zusammenleben fördern (Freizeitaktivitäten wie Spielenachmittag usw).

Beispiele für kollektive Selbstwirksamkeit in der Patientengruppe sind: »Wir sitzen alle im selben Boot, zusammen können wir auch Schwächere unterstützen. Als ich in die Klinik kam, war ich auch zu nichts fähig, da habe ich auch von Mitpatienten Hilfe bekommen. Ich bin fest davon überzeugt, dass es gemeinsam einfacher ist.« Oder: »Ich lerne täglich von anderen, ich weiß, dass andere auch von meinen Erfahrungen profitieren können – beides zusammen gibt mir das Gefühl, dass alles machbar ist.«

An all den Beispielen sehen wir, dass der Mensch Situationen verstehen muss, um hoffnungsvoll und handlungsfähig zu bleiben. Hierbei spielt auch der Kohärenzsinn eine wichtige Rolle. Es handelt es sich um eine allgemeine Orientierung, die ausdrückt, in welchem Ausmaß man ein durchdringendes, andauerndes und dennoch dynamisches Gefühl des Vertrauens hat. Es umfasst das Gefühl der Verstehbarkeit, also die Fähigkeit, Zusammenhänge im eigenen Leben zu erkennen, das Gefühl der Machbarkeit und das der Sinnhaftigkeit (Antonovsky 1997; Cott 2014). Vertrauen, Machbarkeit und Sinnhaftigkeit sind Komponenten, die Hoffnung ausmachen oder bewirken. Darum werden wir uns nun ausführlicher mit dem Kohärenzsinn beschäftigen.

Kohärenz fördern

Wenn wir über die Förderung von Kohärenz sprechen, geht es nicht um die Herstellung innerer Behaglichkeit, um reines Wohlfühlen ohne jede innere Spannung. Es geht darum, trotz innerer Konflikte, Ängste, Traurigkeit, Versagens- und Einsamkeitsgefühlen in einen Prozess des Gestaltens zu kommen.

Dabei muss man sich alles Negative nicht einfach wegwünschen, sondern die Veränderungspotenziale ausloten und in einen Prozess des Lernens kommen. Nach ANTONOVSKY (1997) besteht das Kohärenzgefühl aus drei Aspekten:

- Verstehbarkeit,
- Machbarkeit und
- Sinnhaftigkeit bzw. Bedeutsamkeit.

Der Stärke des Kohärenzgefühls einer Patientin, eines Patienten kann man mit diesen Fragen nachgehen:
Verstehbarkeit → Kommt es vor, dass Sie das Gefühl haben, nicht genau zu wissen, was gerade passiert?
Machbarkeit → Glauben Sie, dass es in Zukunft immer Personen geben wird, auf die Sie zählen können?
Sinnhaftigkeit → Ist das, was Sie täglich tun, für Sie eine Quelle von Freude und Zufriedenheit? Hält es Sie davon ab, ständig an Ihren Schmerz zu denken? Verhindert Ihr Tun ein Gefühl der Langeweile?
Das Kohärenzgefühl fördert die Gesundheit. Wenn das, was mit einem geschieht, nicht eingeordnet werden kann, die Bewältigung einer Krise nicht machbar erscheint und möglicherweise der Sinn des Lebens insgesamt infrage steht, entsteht Stress.
Diesen Stress können Pflegende abbauen helfen, indem sie Informationen zu der Erkrankung und den Behandlungsmöglichkeiten geben, das Umfeld aktiv einbeziehen, Arbeit und Beschäftigung als wichtige Themen für den Patienten nicht vergessen und offen dafür sind, diese Themen aufzugreifen.
Eine der Hauptaufgaben von Pflegenden ist es, dem Patienten eine sinnvolle Tagesstruktur zu bieten. Auch alles in einer Klinik Angebotene sollte einen Zusammenhang mit den persönlichen Herausforderungen der Patienten haben, ihnen also Lern- und Handlungsfelder bieten, die auch wirklich benötigt werden. Dazu ist die Zusammenarbeit mit Angehörigen und den gemeindespsychiatrischen Einrichtungen und Diensten unabdingbar. Diese Zusammenhänge müssen den Patientinnen und Patienten immer wieder vermittelt werden, damit sie auch verstehen, was die vorgegebene Struktur in der Klinik (oder in einer anderen Einrichtung) für einen Sinn hat und wie sie sich selbst als Person einbringen können.

Sinn schafft Hoffnung: der offensive Umgang mit spirituellen Fragen

Die Frage nach der Sinnhaftigkeit ist auch in der Auseinandersetzung mit spirituellen Fragen möglich, auch das können Pflegende fördern (vgl. Wolff 2007). Die gesundheitliche Bedeutung von Sinnfindung, von existenziell tragfähigen Werten oder einer religiösen-spirituellen Krankheitsbewältigung kann von Pflegefachpersonen erkannt und durch geeignete Interventionen bewusst gemacht werden.

Lange wurde der Thematisierung von Glaube und Hoffnung in der Pflege keine Bedeutung beigemessen bzw. im klinischen Bereich an die Seelsorge delegiert. Inzwischen hat ein Umdenken begonnen. Sie finden bei NANDA die Pflegediagnose »Bereitschaft für ein verbessertes spirituelles Wohlbefinden« (Herdman & Kamitsuru 2019, S. 961), bei NIC »Entwicklungserleichterung: spirituell« (Bulechek u. a. 2015, S. 370), bei NOC »Spirituelle Gesundheit« (Morhead u. a. 2014, S. 869) und bei POP »Spirituelles Wohlbefinden, Entwicklung der Ressource« (Stefan u. a. 2013, S. 712).

Wenn Patientinnen und Patienten nach dem Sinn des Lebens suchen, nach dem »Wer bin ich?«, »Wohin gehe ich?«, »Was ist mein Auftrag?«, »Macht mein Leiden Sinn?«, dann wird in der Behandlung automatisch eine spirituelle Ebene betreten. Schwere Traumata führen oft zur Beschäftigung mit spirituellen Fragen (Utsch u. a. 2014, S. 14), auch ein depressiver Rückzug kann ein Durchgangsstadium zu spiritueller Weiterentwicklung sein. Wenn Sie nach einer Einschätzung von Hoffnung und Hoffnungslosigkeit auf diese Fragen stoßen, ergeben sich mögliche Pflegediagnosen bei NANDA mit »Sinnkrise« (Herdman & Kamitsuru 2019, S. 950) oder »Gefahr einer Sinnkrise« (S. 956) und bei NIC mit »Spirituelle Unterstützung« (Bulechek u. a. 2015, S. 719).

Nach einer Durchsicht von über 1.200 amerikanischen Studien gilt als erwiesen: Wer über positive Glaubensüberzeugungen verfügt, ist gesünder, kann zusätzliche Bewältigungsstrategien im Umgang mit Leid und Krankheit einsetzen und genießt eine höhere Lebenszufriedenheit, ja sogar eine höhere Lebenserwartung (Utsch u. a. 2014, S. 112). Gegenwärtig ist durch die enorme Migrationsbewegung ein kultursensibler Umgang mit der Vielfalt der Religionen und Weltanschauungen mehr denn je gefragt. Nun geht man mit Spiritualität in Europa sehr verhalten um. Viele sehen Spiritualität als Privatsache an und reden nicht gerne darüber. Die Erfahrung zeigt jedoch: Wenn man sich als Pflegefachperson Kompetenzen in spirituellen Fragen angeeignet hat, sind die Patienten sehr dankbar, wenn man offen mit diesem Thema umgehen kann. Glaubensüberzeugungen,

Vertrauen, Hoffnung, Sinngebung und Vergebungsbereitschaft sind zentrale Themen in vielen Gesprächen und täglichen Situationen mit Betroffenen. Gemeinsame Glaubensüberzeugungen von Pflegenden und Patienten, ein gemeinsames religiöses oder spirituelles Ritual können Ressourcen aktivieren, die durch herkömmliche Methoden nicht erreicht werden können. In unzähligen Alltagssituationen können spirituelle Themen als Hoffnungsträger genutzt werden. Aber auch da, wo religiöse Überzeugungen Schuldfragen auslösen und Ausweglosigkeit Hoffnungslosigkeit erzeugt, muss aus pflegerischer Sicht darüber gesprochen werden.
Eine erste wichtige Aufgabe ist es, in Gesprächen mit Patienten spirituelle Sinnsuche herauszuhören, diese ernst zu nehmen und aufzugreifen. Folgende Aspekte der Spiritualität können nach Kirpal (2004) unabhängig von Religion, Weltanschauung oder Kultur thematisiert werden:

- Hoffnung und Glauben,
- Sinn und Bedeutung,
- Verbundenheit und Beziehung,
- innere Stärke und Frieden.

Für den Einbezug spiritueller Interventionen können folgende ethische Grundlagen hinzugezogen werden (Sperry 2012, S. 119):

- Machen Sie sich mit den verschiedenen spirituellen und religiösen Traditionen Ihrer Klientinnen und Klienten vertraut.
- Respektieren Sie Spiritualität als einen wichtigen kulturellen Bereich und beachten Sie, dass dieser Bereich mit anderen kulturellen Faktoren zusammenhängt (Herkunft, Alter, Gender, sexuelle Orientierung).
- Sie sind sich Ihrer eigenen Werte und Ihres Weltbilds bewusst und beachten, dass diese Ihre Reaktionen auf Klienten mit anderen Werten und Weltbildern beeinflussen können.
- Unterlassen Sie es, die eigene Weltsicht Ihren Klienten aufzudrängen.
- Streben Sie Kompetenz im Umgang mit unterschiedlich spirituell geprägten Klienten an: Besuchen Sie dazu Fort- und Weiterbildungen.

Andere mögliche spirituelle Zugänge findet man über diverse Rituale: Anbetungsgesten, Verehrungspraktiken, Almosen geben, Fasten u. a. können einen großen Raum im Leben einer Person einnehmen und wollen ausgelebt werden. Diese sollte man jedoch als Pflegefachperson nur gutheißen, wenn man sich sicher ist, dass das therapeutische Ziel damit nicht verfehlt wird und die Handlungen nicht selbst ein Problem darstellen (Utsch u. a. 2014, S. 117).
Weitere Beispiele für religiöse Praktiken, die Hoffnung vermitteln:

- Persönliche Bitte – ein Sichhingeben zu Gott oder einer höheren Macht.
- Fürbitten für andere – mit anderen ins Reine kommen.
- Bekenntnis und Bitte um Vergebung – mit sich selbst ins Reine kommen.
- Ein Gebet sprechen – ein Gebet, das Hoffnung gibt, kann ein tradiertes Gebet sein, aber auch ein selbst geschriebenes.
- Kontemplation und Meditation – konzentriertes, beschauliches Nachdenken und geistiges Sichversenken in etwas, das Hoffnung gibt (siehe die Intervention »Meditationserleichterung«; Bulechek u. a. 2015, S. 561).
- Lesen religiöser Texte – viele biblische Texte vermitteln Hoffnung, z. B.: »Die Dunkelheit vergeht und das wahre Licht leuchtet schon« (Johannes 2, 8), »Ich bin bei euch alle Tage bis ans Ende der Zeiten« (Matthäus 28, 20), »Die Hoffnung lässt nicht zugrunde gehen, denn die Liebe Gottes ist ausgegossen in unsere Herzen« (Römer 5, 5). Dies gilt selbstverständlich auch für Personen anderer Glaubensrichtungen; suchen Sie religiöse Texte, die die Person ansprechen.
- Poesie- und Bibliotherapie – das Lesen von beruhigender und aufbauender Literatur und das Selbst-Schreiben.
- Rituale – sie haben einen starken Symbolgehalt und weisen über eine profane Alltagsbedeutung hinaus. Sie wirken allerdings nur, wenn sie sorgfältig vorbereitet werden und die Inhalte die Person wirklich bewegen. Ein Beispiel: Zurücklassen eines Verhaltensmusters: Schreiben Sie das Verhalten, das Sie aufgeben wollen, auf einen Zettel, und dazu, was Sie bisher damit verbunden hat. Das Bild dazu muss klar erscheinen, die Gefühle dazu müssen im Inneren empfunden werden. Verstärken Sie Bild und Empfinden durch die Aufforderung, diese zu beschreiben oder niederzuschreiben. Wenn die Patientin, der Patient bereit ist, wird das Papier verbrannt, um die Empfindung des Loslassens zu erzeugen. Dann kann man die Asche in alle vier Himmelsrichtungen oder anders verstreuen. Anschließend sollte der Fokus aktiv auf das Neue gerichtet werden. Das Neue kann auch ein leeres Papier sein, das eine Zeit lang auch leer bleiben darf, bis nach und nach das Neue Platz darauf findet.
- Klären der ethisch-moralischen Werte – die bewusste Klärung der Werte kann Hoffnungshindernisse entdecken helfen und Wege zum Finden des inneren Gleichgewichts aufzeigen. Damit helfen Sie den Patientinnen und Patienten, zwischen ihren Werten und ihren Zielen zu unterscheiden.

Erfahrungen aus dem Pflegealltag

Wie bereits angesprochen, spielen bei jedem Menschen – und damit natürlich auch bei jeder Pflegefachperson – persönliche Faktoren eine Rolle, wie sie an das Thema Hoffnung herangehen, es leben und bearbeiten. Diese persönlichen Faktoren können in verschiedenen Situationen mit dem Patienten hilfreich sein, wenn man sich selbst und seine Reaktionen kennt, sie können aber auch ein Hindernis darstellen, wenn man nicht bewusst damit umgeht. Wer darauf zu achten gelernt hat, kann daraus einen Nutzen ziehen. Die Pflegefachperson, die über sich Bescheid weiß, kann leichter abwägen, welche Strategien sie bei welchem Patienten wählen sollte.

Persönliche Herangehensweisen

Wir hatten schon mit Farran u. a. (1999) auf verschiedene persönliche Aspekte des Hoffnungsprozesses bei Patientinnen und Patienten geschaut (siehe das Kapitel »Hoffnung als Prozess«. Achten Sie darauf, welcher Typ Sie sind und wie die jeweilige Patientin, der jeweilige Patient an Herausforderungen herangeht:

Ein praktischer Ansatz → Es gibt Menschen, die in ihrem Problemlösungsverfahren rasch auf positive Erfahrungen aus der Vergangenheit zurückgreifen können. Sie bewerten Probleme als bewältigbare Herausforderungen und überwindbare Hindernisse. Das heißt auf keinen Fall, dass sie immer rasch eine Lösung parat haben und wenig leiden. Aber die Hoffnung, dass die Sache gut ausgeht, ist grundsätzlich vorhanden. Diese Menschen haben eine positive Grundeinstellung zu Problemen. Sie sind bereit, an Problemen zu arbeiten. Die Gefahr ist, dass man ihnen sehr viel zutraut und ihnen weniger Zeit zum Trauern lässt oder dass sie selbst ihr Leid schnell »wegdrücken« und das dann vielleicht auch von anderen erwarten. Aber für viele Menschen ist erst Platz für Neues, wenn Trauer über das Verlorene zugelassen und akzeptiert wird.

📖 Marie Boden & Doris Feldt (2017): Trost und Hoffnung auf dem Genesungsweg. Köln: Psychiatrie Verlag.
Hier finden Sie viele Arbeitsmaterialien zur Prozessbegleitung.

Ein kreativer Ansatz → Menschen, die eine gewisse Flexibilität aufweisen und liberale Anschauungen vertreten, verlieren sich selten auf Dauer in einer negativen Situation. Sie können umdenken, Begriffen eine andere Bedeutung geben und so ihre Hoffnung neu ausrichten. Viele Betroffene erleben dadurch eine echte Befreiung. Die Gefahr ist, dass dieser Typ in zu streng gelebten Stationskonzepten wenig bis keinen Platz für seine Interpretation von Freiheit, für kreatives Denken und Handeln hat, ausgegrenzt und im schlimmsten Fall pathologisiert wird. Wer solche Situationen kennt, wird von kollegialer Beratung und Teamsupervision profitieren. Im Austausch können vielleicht neue Formen von Behandlungskonzepten in Kooperation mit Patienten gefunden werden.

Ein spiritueller Ansatz → Viele Menschen glauben an nichts Spezifisches, aber sie fühlen in sich oder in der Welt etwas Höheres walten. Man könnte von einer übernatürlichen Ordnung sprechen, an die sie glauben oder die sie zumindest nicht ausschließen. Wenn die Pflegefachperson sich in Gesprächen darauf einlassen kann, dann sind diese Menschen sehr interessiert, über diese übergeordnete Wirklichkeit mehr zu erfahren (vgl. den Abschnitt »Sinn schafft Hoffnung«, S. 127ff.). Das gilt übrigens z. B. auch für Stimmenhörer, die oft von transzendentalen Erfahrungen berichten, die dann vorschnell als Wahn abgetan werden. Wer sich jedoch selbst über seine eigene Spiritualität nicht im Klaren ist, kann diesen Faktor vielleicht nicht nutzen.

Wer mit dem Glauben auf Kriegsfuß steht, hat eventuell sogar Aversionen gegenüber spirituelle Praktiken. Doch da Spiritualität einer der wichtigsten Faktoren ist, wenn es um Hoffnung geht, darf eine Pflegefachperson es nicht unterlassen, Patienten Möglichkeiten zur spirituellen Praxis zu eröffnen, wenn sie dies möchten. Je nachdem, welche Erfahrungen die Person mit ihrem Glauben gemacht hat, stößt man vielleicht auch auf ein Hadern mit dem Schicksal und einer als ungerecht empfundenen Welt. Dann ist die Religion weniger ein Grund für Hoffnung als für Hoffnungslosigkeit. Auch das darf nicht übersehen werden, es kann in der Bewusstwerdung zum Schlüssel für die Veränderung von Wertvorstellungen werden.

Ein rationaler Ansatz → Darunter versteht man einen faktenbezogenen Zugang zur Welt, der den Vorteil hat, zumeist konstruktiv auf ein realistisches Ziel hinarbeiten zu können, was innere Stärke verleiht und das Gefühl auslöst, Kontrolle zu haben. Hoffnung wird dabei als ein Prozess wahrgenommen, in dem bewusst durch ein Begreifen der Vergangenheit ein scheinbar folgerichtiges Bild der Gegenwart und Zukunft entwickelt wird. Die Gefahr ist, dass man in der Ratio stecken bleibt und meint, wenn man nur wolle, sei alles machbar.

Mit dieser Haltung strebt auch der Patient hin zu einer von Optimismus geprägten Vorstellung seiner Lage und lernt nicht, vorhandene Einschränkungen zu akzeptieren und mit ihnen umzugehen. Oft meinen auch Angehörige, der Patient müsse nur wollen, dann würde alles besser werden. Die Arbeit mit Patienten und Angehörigen zielt in diesem Fall darauf hin, das Verständnis füreinander zu fördern, was den Beginn eines gelingenden Hoffnungsprozesses darstellen kann.

Ein Beziehungsansatz → Klientinnen und Klienten berichten, dass sie die Beziehungen zu Familienangehörigen, Freunden, guten Kollegen, zu Gleichgesinnten oder zu professionellen Helfern hoffen ließ und ihnen die Kraft gab, weiterzumachen. Die Pflegefachperson weiß dann, dass die Beziehungen und das soziale Leben eine enorme Auswirkung auf den Recoveryprozess haben. Sie wird Anregungen geben, um diese Beziehungen zu fördern, und sie wird im stationären Bereich Plattformen schaffen, damit diese Beziehungen gelebt werden können. Zum Beispiel sorgt sie auf der Station dafür, dass Angehörige sich mit dem Patienten an einen ruhigen Ort zurückziehen können oder dass Kinder die Möglichkeit haben, kindgerecht der Patientin oder dem Patienten zu begegnen, es kann z. B. ein gemeinsames Spiel angeregt werden. Eventuell kann sie sogar ermöglichen, dass der geliebte Hund auf die Station kommen kann. So wird die Begegnung ganz nebenbei auch ein Akt des Gebens und Nehmens, sodass sich auch schwer kranke Menschen als aktiv Teilnehmende fühlen können.

Wichtig ist, dass es während eines Klinikaufenthalts nicht zu einer Exklusion aus einer Gemeinschaft durch Stigmatisierung kommt. Viele Leute haben noch immer ein negatives Bild von der Psychiatrie und finden psychische Erkrankungen schlimmer als somatische Erkrankungen. Hierauf wirkt die Pflegefachperson wo immer möglich durch Aufklärung positiv ein.

Zu beachten ist auch, ob Patienten in negative Beziehungen verstrickt sind. Durch die sozialen Medien gibt es auch während eines Klinikaufenthalts oft keine Pause. Patienten werden so zuweilen den ganzen Tag und selbst in der Nacht weiter in einer negativen Beziehungsspirale gehalten. Diese Medien beeinflussen den Heilungsprozess enorm, und der Umgang damit sollte von der Pflegefachperson mit dem Patienten aktiv besprochen werden.

Vielen Patienten fällt der Schritt aus der Klinik bzw. der Wiedereinstieg in das eigene Leben schwer. Die Pflegefachperson beginnt vom ersten Tag an mit einem Entlassmanagement und verliert das Ende des Klinikaufenthalts und die Rückkehr nach Hause nicht aus dem Auge. Das heißt: Alle klinischen Interventionen sollten für die Patientinnen und Patienten so gestaltet sein, dass

es ihnen in ihrem häuslichem Umfeld zugutekommt. Die Selbstständigkeit ist das oberste Ziel.
Wenn Sie hoffnungsinspiriert arbeiten, werden Sie eine intensive Beziehung zu Ihren Patienten haben, dadurch darf der richtige Augenblick für die Abnabelung nicht verpasst werden. Das Abschiednehmen ist ein Bestandteil der pflegerischen Behandlung und muss sorgfältig eingefädelt werden.

Tätigkeit und Beschäftigung

Beschäftigung (siehe die Intervention »Beschäftigungstherapie«; Bulechek u. a. 2015, S. 217) ist für psychisch erkrankte Menschen genauso wichtig wie für alle anderen auch. Aktivitäten lenken ab vom Grübeln und bewirken, dass Patienten sich für eine gewisse Zeit anders fühlen, z. B. kompetent, beweglich, brauchbar oder einfach anders und nicht krank.
Eine Tätigkeit zeigt auf verschiedenen Ebenen Wirkung. Es bedeutet, Ressourcen einzusetzen oder sich neue zu erarbeiten, neue Erfahrungen zu sammeln oder Erfahrungen weiterzugeben, Beziehungen zu knüpfen und zu leben. Eine Tagesstruktur einzuhalten kann Rhythmus im Leben und somit Halt geben. Bereits einfachen Tätigkeiten liegt ein schöpferischer Prozess und eine Verantwortung für sich selbst und andere zugrunde. Aus Handlungen können Aufträge entstehen, die dem Tag Sinn verleihen.
Es gibt Menschen, die in schmerzlichen Situationen nicht viel sprechen wollen oder können. Oft ziehen sie sich sehr zurück und verlieren den Anschluss ans Tagesgeschehen. Diese Personen brauchen mehr als andere Menschen Möglichkeiten für Betätigung. Vielleicht brauchen sie auch einfach eine Ablenkung von ihren immer gleichen negativen Gedanken. Im Kern geht es aber darum, Motivationskraft, Kreativität über die Freude am Tun wiederzuentdecken oder nicht zu verlieren. Deshalb sollte die Ablenkung nicht im Vordergrund stehen, diese würde die Auseinandersetzung mit schmerzlichen Realitäten verhindern. Ziel muss es sein, über das Tätigsein Ressourcen zu fördern oder neu zu entdecken. Das heißt für die Pflegefachperson immer auch, darauf zu achten, dass die Aufgaben zu den Fähigkeiten der Patienten passen, damit keine Misserfolge, sondern im Gegenteil Erfolge des eigenen Tuns spürbar werden. Nicht zuletzt sollten Handlungserprobungen im eigenen Umfeld mit Familie und Freunden erarbeitet und umgesetzt werden.
Möglichst früh sollte auch schon mit dem Arbeitgeber oder der Ausbildungsstätte Kontakt aufgenommen werden, wenn es einen Arbeitsplatz gibt, damit

der Arbeits- oder Ausbildungsplatz nicht verloren geht. Wenn der Wunsch nach Rückkehr in Arbeit besteht, ist dieser unbedingt zu unterstützen, denn es ist unstrittig, dass Arbeitsmöglichkeiten – sofern sie zu den Arbeitsfähigkeiten passen – psychische Gesundheit fördern, weil sie Sinn stiften, soziale Kontakte ermöglichen, das Selbstwertgefühl stärken und die Autonomie fördern (vgl. DGPPN 2019, S. 158). Die Unterstützung am Arbeitsplatz und bei der Rückkehr in die Arbeit kann durch Jobcoaching (Bärtsch & Huber 2019) geleistet werden, wozu Pflegefachpersonen den Kontakt herstellen können.

Recovery immer wieder neu denken

Auf den oft langen Wegen zur Genesung ist es kein Wunder, wenn Patientinnen und Patienten zu zweifeln beginnen, ob sie je ankommen werden. Pflegefachpersonen sind dabei gefordert, Chancen zur Bewältigung oder zur Veränderung wahrzunehmen, aufzugreifen und ihnen einen hoffnungsvollen Nachdruck zu verleihen. Dazu müssen Krisen als Prozesse definiert werden, die im Sinne eines dynamischen Lebensverlaufs Veränderung verlangen. Deshalb kann Genesung nicht primär mit Symptomreduktion gleichgesetzt werden. Recovery muss bei jeder Patientin, bei jedem Patienten neu gedacht werden, denn was für den einen gilt, muss für den anderen überhaupt nicht stimmen.

Auch bedarf es der Einsicht, dass die betroffenen Menschen Dinge ganz anders sehen können als ihre Pflegefachperson und dass nicht alles behandelt werden kann. Wichtig ist es, immer wieder neu auf den ganzen Menschen zu schauen und offen für Veränderungen zu bleiben, denn Veränderungen kommen manchmal über Nacht. Andere wiederum verändern sich so unmerklich, dass man bewusst in größeren Abständen noch mal prüfen muss, ob Diagnose und Stand der Hoffnung noch die gleichen sind (siehe »Die Methode des hermeneutischen Zirkels«). Macht man sich das bewusst, wird klar, dass Veränderung wie das Wachsen einer Pflanze vonstattengeht: manches Mal langsam, manches Mal in Schüben, manches Mal unmerklich.

Man sieht schon an diesem Vergleich: Eine recoveryorientierte Pflegefachperson, die Hoffnung-Vermitteln in ihr Pflegekonzept integriert hat, kann nicht mehr Genetik und Pharmazie in den Vordergrund ihrer pflegerischen Aufgaben stellen. Ob sich das realisieren lässt, hängt auch von dem Umfeld ab. Es ist sicherlich eine ständige Herausforderung in der Praxis und benötigt guter Argumente, wenn die Einrichtung oder Klinik noch traditionellen medizinischen Konzepten folgt. Es bedarf des kritischen Denkens und einer wachen,

aufmerksamen Haltung, um nicht in Alltagsroutine zu verfallen, die womöglich einem ungewöhnlichen Recoveryprozess entgegensteht.
Deswegen muss Recovery immer neu gedacht werden. Es ist nicht nur für die Patienten ein individueller Weg, sondern auch für diejenigen, die sie begleiten. Tief in das Wesen des Menschen zu blicken und seine Hoffnungsquellen ans Tageslicht zu befördern, ist für die Patientinnen und Patienten ebenso wie für die Begleitenden ein Weg zu sich selbst.

Hoffnung und Würde bei Rückfällen bewahren

Beispiel Herr W., ein eher stiller Mann, lebt schon längere Zeit total zurückgezogen und ist immer hoffnungsloser geworden. Er war schon unzählige Male in der Klinik. Immer scheinen es dieselben Themen zu sein, die ihn sich im Kreis drehen lassen. Die Pflegefachperson ist ratlos. Sie stellt nach einem der vielen Gespräche plötzlich unverblümt die Frage: »Wollen Sie denn eigentlich, dass sich etwas verändert?« Herr W. braust auf: »So etwas Unverschämtes ist mir noch nicht begegnet. Diese Frage ist unter jeder Würde!«, schreit er heraus und stürmt aus dem Zimmer. Zurück bleibt eine verdutzte Pflegefachperson, und das Wort »Würde« hallt im Raum nach.

Was ist hier in dieser kleinen Gesprächssequenz passiert? Wie definiert der Patient Würde? Kann einem etwa durch die im Beispiel erwähnte Frage Würde genommen werden? Kann man Würde auch verlieren? Kann es sein, dass dem Patient im Laufe von andauernden Misserfolgen die Würde abhandengekommen ist bzw. er sie nicht mehr spürt? Und wenn der Patient seine Würde nicht mehr wahrnimmt, worauf stützt er seine Hoffnung?
In der Praxis hängen die Würde des Menschen und sein Hoffen eng zusammen. Oder anders gesagt, wer die Hoffnung verliert und nichts dagegen unternimmt, läuft Gefahr, auch noch seine Würde zu verlieren. Gerald Hüther meint, dass der Mensch seine Würde über die Vorstellung der eigenen Identität definiert: »Die Vorstellung der eigene Würde ist tief verwurzelt und eingebettet in die innere Überzeugung von dem, was uns als Mensch auszeichnet und worin unser eigentliches Menschsein im eigenen Handeln zum Ausdruck kommt« (Hüther 2018, S. 20). Nach Hüther sind sich Menschen ihrer innewohnenden Würde oft gar nicht bewusst, sie bedürfen bestimmter Erfahrungen, um sich ihrer Würde bewusst zu werden.

Um Hoffnung bei Rückfällen zu bewahren oder in Situationen, die nicht veränderbar sind, braucht es eine innere Haltung, das Unglück gelassen und mit erhobenen Kopf zu ertragen. Immanuel Kant machte daraus sogar eine Pflicht: »Der Mensch habe aber die Pflicht, seine Würde, die ihn vor allen Geschöpfen auszeichnet, auch in seiner eigenen Person niemals zu beleidigen«, und weiter: »Wer sich zum Wurme macht, darf nicht darüber klagen, mit Füßen getreten zu werden« (nach HÜTHER 2018, S. 55). Dem Menschen wird also die Würde nicht nur verliehen, es kommt ihm auch eine Aufgabe und damit eine Verantwortung zu. Aufgrund seiner Würde soll der Mensch in Freiheit seine Selbstbestimmung ausüben können, ohne daran gehindert zu werden.

Sehr verkürzt gesagt, hat sich aus dem Grundrecht der Freiheit in der modernen Medizin ein Selbstbestimmungsrecht entwickelt und eine Debatte entfacht, wie weit die Selbstbestimmung geht und wann die Fürsorgepflicht anfängt. Dies zeigt sich im Pflegealltag als andauerndes Dilemma und muss ständig mit den Betroffenen ausdiskutiert werden: Wie verhält sich die Pflegefachperson, wenn der Patient etwas manchen oder nicht unterlassen will, was fachlich falsch erscheint? Was macht sie, wenn der Patient sich angegriffen fühlt? Nicht zuletzt: Wie geht man mit Risiken um?

Wie der Mensch in Würde zu einer realistischen Betrachtung seiner gegebenen Umstände kommt und hoffnungsvoll trotz widriger Umstände bleiben kann, bedarf oft der geburtshelferischen Arbeit der Pflegefachperson. Empowerment kann man nämlich auch so verstehen, »als Veränderungsmotivation unter Unklarheit (Risikobereitschaft) oder als Offenheit für das Experimentieren mit dem eigenen Verhalten und Umfeld« (DGPPN 2018, S. 51). Die Pflegefachperson kann Empowerment durch gemeinsame Entscheidungsfindung unterstützen: »Zu Beginn sollte dem Patienten offeriert werden, dass eine Entscheidung erforderlich ist, dass es verschiedene Möglichkeiten gibt und dass es möglich ist, hierbei eine aktive Rolle einzunehmen. In einer zweiten Phase erfolgt der Austausch aller relevanten Informationen, Erwartungen und Befürchtungen, um dann in der Abschlussphase die Rollen- und Behandlungspräferenzen aus allen Perspektiven zu bestimmen und Vereinbarungen zu treffen« (DGPPN 2018, S. 59).

Oft ist die Pflegefachperson Zeugin von schwierigen Entscheidungen und Trost und Hoffnung spendende Begleiterin bei Rückfällen und Scheitern. Wenn die Pflegefachperson vertrauensvoll an die Verwandlungskraft im Menschen glaubt, schafft sie ein Hoffnungsklima, in dem der Patient, die Patientin wieder selbst Mut fassen kann, Verantwortung für sein Leben in all seinen Höhen und Tiefen zu übernehmen.

Aus all dem ergibt sich, dass Hoffnung und Würde Hand in Hand gehen. Hoffnung zu haben, die Hoffnung nicht aufzugeben oder Hoffnung wiederzuerlangen, führt Menschen an ihr Denken, Fühlen und Wollen heran, sodass sie sich aktiv auf etwas Neues ausrichten können.

Selbst die Hoffnung nicht verlieren

Die Situationen, in denen Pflegefachkräfte mit den Patienten stecken, sind oft sehr herausfordernd und können deprimierend und schwierig sein. Einrichtungsstrukturen, Zeitmangel und das Einhalten von Normen in Institutionen sind oft nicht hilfreich und lähmen die kreativen Kräfte oder die Spontaneität, in schwierigen Lagen das zu tun, was man in der Situation für richtig hält. Ich bat Kolleginnen und Kollegen, in ein paar Sätzen zu sagen oder aufzuschreiben, wie sie damit umgehen, was sie antreibt und ihnen Kraft gibt, auch in scheinbar hoffnungslosen Situationen die Hoffnung nicht zu verlieren.

Sehr erfreulich war, mit welchem Enthusiasmus jeder der Befragten seine Antwort auf die Frage finden wollte. Einige haben sich Zeit ausbedungen, darüber nachzudenken, andere wussten sofort, was sie sagen wollten. Die Antworten sind Spiegelbilder der jeweiligen Person. Vor allem aber staunte ich, dass die theoretischen Konzepte der Hoffnung und Hoffnungslosigkeit in den Antworten wiederzufinden sind.

ANNA »Ich mache mir immer wieder bewusst, dass jede Situation eines Menschen genauso, wie sie ist, ihren Sinn hat. Auch wenn ich ihn nicht verstehe. Und das versuche ich zu akzeptieren. Eben die Situation und den Menschen, so wie sie sind, anzunehmen und zu respektieren. Das hilft mir.«

MIRIAM »Worauf ich hoffe, bestimme ich selbst. Es kann passieren, dass ich mir die Hoffnung selbst nehme. Wie oft geschieht es, dass wir Pflegefachleute unbewusst eigene Zielen oder Wünsche für die Patienten haben? Wenn ich hoffnungsvoll bleiben will, passe ich meine Ansprüche und Zielsetzungen an, indem ich die gesunden Anteile meiner Patienten hervorhebe und bei Bedarf reframe, bis Ressourcen erkennbar werden. Wenn ich dann Fortschritte beim Patienten sehe, dann gibt mir das Hoffnung.«

STEPHIE »Ich freue mich an den kleinen Fortschritten der Patienten. So hart es tönt, ab und an muss ich mir auch zugestehen, dass ich keine Hoffnung sehe – was mich auch traurig macht. Dann gibt mir das Team häufig meine Hoffnung zurück, indem es für mich da ist und ich über meine Gefühle sprechen kann und indem meine Kolleginnen und Kollegen mich darin bestärken, dass ich meine Arbeit gut mache. Hoffnung halten können bedeutet für mich, dass das gesamte Team an einem Strang zieht. Aber das Schönste ist ein kleines Lächeln des Patienten!«

THERESE »Wenn ich Frust, Aversion, Aggression und Hilflosigkeit verspüre, hat dies meist damit zu tun, dass ich in Resonanz gehe mit meinem Gegenüber. Selbstreflexion hilft mir, meinen Anteil zu erkennen und den des Patienten. Dies wiederum hilft mir, meine negativen Gefühle zu steuern und mich nicht von ihnen steuern zu lassen. Das heißt, ich komme ins Handeln, weg von der Hilflosigkeit. Ein gut gefüllter Weiterbildungsrucksack ist eine große Hilfe, um auch in schwierigsten Situationen einen guten Weg zu finden.«

BETTINA »Ich versuche, die Grenzen in meinen Kopf wegzulassen und mir zu sagen: Alles ist möglich! Auch dort, wo vieles im Argen liegt, kann ein neuer Sinn gefunden werden. Ich habe es selbst erlebt. Alles ist dann möglich, wenn man sich die Zeit gibt, auf etwas im Leben zu stoßen, was vielleicht noch bis dahin verborgen lag.«

KAMILA »Ich sage mir immer, was früher geholfen hat, hilft jetzt sicher auch. Dann suche ich nach dem, was geholfen hat in früheren Berichten. Da finde ich immer etwas, und sei es noch so ein kleines Indiz. Es ist der Aufhänger für den nächsten Schritt, das nächste Gespräch, für ein Morgen. Und wenn nichts mehr hilft, gehe ich einfach mit dem Patienten spazieren an die frische Luft – selbst nach so einer einfachen Sache sieht die Welt oft gleich anders aus.«

LILLI lacht. »Es gibt keinen hoffnungslosen Fall, weil immer mit einem Wunder zu rechnen ist. Entscheidend ist es, Mut zu haben, sich den Freiraum für dieses Wunder zu schaffen. Ich mache das mit der Nachfrage nach Wünschen und Nöten meines Gegenübers, und dann muss ich manches Mal die Leere aushalten und horchen, was gebraucht wird. Wenn wir es gefunden haben, kann es schon vorkommen, dass es Zivilcourage zur Umsetzung von unkonventionellen Handlungen benötigt. Wenn es das Richtige war, dann gibt es ein warmes Gefühl – das nenne ich Glück.«

LEA »Ich habe ein Grundvertrauen in die Welt und den Menschen. Das gebe ich weiter und baue auf jeden noch so kleinen Fortschritt. Ich habe auch schon schlechte Erfahrungen gemacht, aber ich zähle alle positiven Dinge in meinem Leben zusammen, so gebe ich dem Pessimismus keinen Platz.«

DANILO »Ich sage mir immer, da gibt es eine Krankheit, und da gibt es einen Menschen. Ich sehe immer den Menschen. Das hat mir schon 35 Jahre geholfen.«

KLAUDIA »Ich glaube, dass mein aufrichtiges Engagement immer etwas bewirkt, auch wenn sich nichts zu verändern scheint. Oft sehen andere etwas, was ich selbst nicht gesehen habe. Das ist wichtig. Jeder sieht etwas anderes, das zusammenzutragen gibt Hoffnung, dass nichts umsonst ist.«

MIRJAM »Juchli sagt, das Gramm Gold in jedem Menschen zu sehen, das ist für mich ein Ansporn, auf die gute Seite vom Menschen zu sehen und das Beste daraus zu machen.«

NATHALIE »Jeder Mensch hat die Möglichkeit, bis zu seinem Tod sich für einen anderen Weg zu entscheiden, wenn nicht heute, dann vielleicht morgen.«

MARISA »Manches Mal ist schon der Blick in die richtige Richtung ein Riesenerfolg. Ein gemeinsamer Erfahrungsaustausch hilft, freier zu denken und den Blick über den Tellerrand zu wagen.«

DORIS »Ich glaube an das Naturgesetz. Nichts bleibt, wie es ist, die Erde ist schließlich auch immer in Bewegung. Manches Mal braucht es Zeit, bis eine Veränderung eintritt, dann kann es plötzlich ganz schnell gehen, so als wenn man einen Schalter kippt. Auch Suchterkrankte finden einen Ausstieg! Wichtig finde ich Respekt, Ehrlichkeit, einen starken Glauben an den Fortschritt und die Hoffnung, dass glückliche Umstände mitwirken. Wir alle brauchen Herzensaufgaben. Den festen Glauben an die stetige Veränderung gebe ich meinen Patienten weiter – das ist meine Herzensaufgabe.«

DOROTHEA »Aus meiner Praxis weiß ich, dass wir uns öfter in einem ethischen Dilemma befinden, als uns bewusst ist. Darum arbeite ich automatisch mit ethischen Entscheidungshilfen. Werte und Gefühle mir und den Patienten bewusst zu machen, sie zu beschreiben, zu durchdenken, zu ordnen und zu bündeln, ist mein Leitfaden durch schwierige Lebensfragen. Zwei weitere Dinge kommen mir auch noch zugute: Wenn ich von einem Patienten zum anderen fahre, lasse ich bewusst die schweren Dinge hinter mir. Und weil ich ein neugieriger Mensch bin, frage ich mich, wie sich die Dinge bei meinem nächsten Besuch wohl verändert haben werden. So habe ich eine Mischung zwischen Festhalten, Loslassen und immer neugierig sein.«

SAMUEL »Ich bin selbst ganz unten durchgegangen ... früher ... Ich dachte damals, Gott hat einen Plan mit mir und ich vertraue darauf. Und dann erlebte ich glückliche Umstände und ein gutes Umfeld, das mich getragen hat. So stehe ich heute an einem ganz anderen Punkt in meinem Leben. Heute kann ich anderen meine Erfahrung weitergeben. Das macht mich glücklich und zufrieden. Und ich weiß, was für mich gilt, das gilt für jeden.«

ANDREA »Achtsamkeit ist für mich ein wichtiger Baustein, die Hoffnung nicht zu verlieren. Ich habe durch Meditation und andere Achtsamkeitsübungen gelernt, mich nicht dauernd mit schwierigen Situationen zu identifizieren, sondern sie zu betrachten. Mit den Patienten versuche ich, mehr in einen Seinmodus als in einen Tunmodus zu kommen. Das lässt uns wegkommen von falschen Vorstellungen und unrealistischen Ansprüchen.«

MARCIA »Wenn nichts mehr geht, brauche ich meine Mitmenschen, die mir Hoffnung geben, wenn ich die selbst gerade nicht mehr aus mir selbst heraus greifen kann. Es ist das Bild von außen, das mir zeigt, wie es innen sein könnte. Das Lachen meiner Kinder, die Liebe meines Mannes, die Wärme meiner Freunde, meiner Mutter und meiner Schwester, das sind für mich Hoffnungsspender, die mich auftanken lassen. Aber auch die Natur gibt mir etwas zurück. Ihre Schönheit, ihre gewaltige Kraft gibt mir Hoffnung.«

ANTJE »Ich habe großen Respekt vor Menschen, die aufgrund ihres schweren Schicksals die Hoffnung verlieren. Ich habe zwei Quellen, aus denen ich persönlich Hoffnung schöpfe. Einerseits aus den Erfahrungen mit und von meinem »Hoffnungspatienten«, die mich lehren, dass es trotz düsterer Krisen und immer wiederkehrender Suizidalität ein schönes Leben geben kann. Andererseits glaube ich, dass jeder sein Golgatha in sich trägt – das Kreuz und das Licht. Für mich ist Hoffnung aufgeben nicht drin, schon des Lichtes wegen nicht.«

DANIÈLE »Ich mache mir ein möglichst genaues Bild von der Situation dieses Menschen und lasse es in mir im Bereich Atmung und Herz walten und ruhen. Damit ist die Hoffnung für denjenigen aktiv in meinem Bewusstsein. Es ist eine bleibende wohlwollende Verbundenheit zu diesem Menschen. Dabei öffnet sich in mir eine andere Dimension als das gewöhnliche Alltagsbewusstsein. Der ganze Vorgang ist wie ein Gebet des Vertrauens an eine höhere Ordnung.«

HANNA »Viele Stunden der Verzweiflung plagten mich bei so ›hoffnungslosen Fällen‹. Ich bin überzeugt, dass das zu unserer Arbeit gehört. Ich muss das aushalten, und der betroffene Mensch darf auch erfahren, was mich umtreibt. Oft erfasst mich Trauer über das Schicksal eines Menschen. Ich habe ihm meine Tränen gezeigt! Das hat Herzen geöffnet. Ob sich etwas verändert oder nicht, liegt nicht an mir. Meine Aufgabe ist es, Mitmenschlichkeit, Fürsorglichkeit, Mut, Freude und Wissen dem betroffenen Menschen zukommen zu lassen. Diese Erfahrungen wurden zu einem Wissen, das Wissen zu meiner Haltung und die hat mich stets sicher über alles hinweggetragen.«

FELIX Ich leite ein Team. Für mich bedeutet Hoffnung, eine positive Grundeinstellung zum Leben zu haben. Ich pflege vertrauensvolle Beziehungen zu den Mitarbeitern und zu den Patienten gleichzeitig. Das Vermitteln von Zuversicht auf beiden Seiten erscheint mir wichtig, und ich lege größten Wert auf die *gemeinsame* Arbeit, nur so können wir erfolgreich all die schwierigen Situationen im Stationsalltag meistern. Mein Hoffnungsmotto ist Offenheit – dem Menschen und der jeweiligen Situation gegenüber. Nach meiner Erfahrung ist es wichtig, Ziele der Realität anzupassen, dann wird es gut.

Literatur

Abderhalden, C. (2012): Das Vorantreiben der Weiterentwicklung der Pflege in der modernen Psychiatrie. Rede vor CAS-Absolventen in der Klinik Münsterlingen, 11.06.2012.

Abt-Zegelin, A. (2009): Hoffnung – Energiequelle in schwierigen Zeiten. Teil 1. Die Schwester/Der Pfleger, 48 (3): 290 294. https://patientenedukation.de/sites/default/files/downloads/Zegelin_Hoffnung.pdf (11.09.2019).

Ambrosio, D. (2015): Hoffnung vermitteln in der Ambulanten Psychiatrischen Pflege im Kontext traditioneller Pflegemodelle und dem Recoverymodell. Abschlussarbeit im Studiengang Master of Advanced Studies der Berner Fachhochschule für Gesundheit.

Amering, M.; Schmolke, M. (2009): Recovery in Mental Health Reshaping Scientific and Clinical Responsibilities. Chichester, West Sussex: John Wiley & Sons.

Amering, M.; Schmolke, M. (2012): Recovery. Das Ende der Unheilbarkeit. 5. Aufl. Köln: Psychiatrie Verlag.

Antonovsky, A. (1997): Salutogenese. Zur Entmystifizierung der Gesundheit. Hg. von Alexa Franke. Tübingen: dgvt.

Aronson, E.; Wilson, T. D.; Akert, R. M. (2014): Sozialpsychologie. 8. Aufl. München: Pearson.

Aylott, S. (1998): When hope becomes hopelessness. European Journal of Oncology Nursing, 2 (4): 231–234.

Bärtsch, B.; Huber, M. (2019): Jobcoaching für Menschen mit psychischer Erkrankung. Köln: Psychiatrie Verlag.

Bandura, A. (1997): Self-efficacy: The exercise of control. New York: Freeman.

Barker, P. J.; Buchanan-Barker, P. (2013): Das Gezeitenmodell: Der Kompass für eine recovery-orientierte psychiatrische Pflege. Bern: Hans Huber.

Bartholomeyczik, S. (2009): Standardisierte Assessmentinstrumente: Verwendungsmöglichkeiten und Grenzen. In: Bartholomeyczik, S.; Halek, M. (Hg.): Assessmentinstrumente in der Pflege: Möglichkeiten und Grenzen, S. 13–26. Hannover: Schlütersche Verlagsgesellschaft.

Berger, S.; Mosebach, H.; Wieteck, P. (2008): NANDA-I-Pflegediagnosen: Definitionen und Klassifikationen 2007 – 2008. Bad Emstal: Recom.

Bloch, E. (1985): Das Prinzip Hoffnung. Werkausgabe, Bd. 5. Frankfurt a. M.: Suhrkamp.

Boden, M.; Feldt, D. (2017): Trost und Hoffnung für den Genesungsweg. Ein Handbuch zur Gruppenmoderation und zur Selbsthilfe. 2. Aufl. Köln: Psychiatrie Verlag.

Bosshard, L.; Platz, N. (2010): Das Phänomen Hoffnungslosigkeit in der Beratung. Sozialarbeiterische Interventionen zur Stärkung von Hoffnung. Bachelor-Arbeit, Hochschule Luzern für Soziale Arbeit. https://zenodo.org/record/886476#.XYD2LX_gqpo (17.09.2019).

Buchanan-Barker, P.; Barker, P. (2008): Eine Klärung der grundlegenden Werte von Recovery: Die 10 Tidal Verpflichtungen. Deutsche Übersetzung R. Schröck, bearbeitet von M. Schulz, I. Needham, C. Abderhalden. Zeitschrift für Pflegewissenschaft und psychische Gesundheit, 2 (1): 12 – 22.

Bulechek, G. M.; Butcher, H. K.; McCloskey-Dochterman, J.; Wagner, C. (Hg.) (2015): Pflegeinterventionsklassifikation (NIC). Bern: Hofgrefe.

Choe, K. (2014): Development and preliminary testing of the Schizophrenia Hope Scale. A brief scale to measure hope in people with schizophrenia. International Journal of Nursing Studies, 51 (6): 927 – 933.

Copeland, M. E.; Allott, P. (2005): Wellness Recovery Action Plan: A system for monitoring, reducing and eliminating uncomfortable or dangerous physical symptoms and distressing emotional feelings or experiences. Sefton Recovery Group.

Cott, A. (2014): Das Modell der Salutogenese von Aaron Antonovsky. Stellenwert und Nutzung für die Prävention und Rehabilitation.

Cutcliffe, J. R. (2004): The inspiration of hope in bereavement counselling. Issues in Mental Health Nursing, 25 (2): 165 – 90.

Cutcliffe, J. R.; Grant, G. (2001): What are the principles and processes of inspiring hope in cognitively impaired older adults within a continuing care environment? Journal of Psychiatric and Mental Health Nursing, 8 (5): 427 – 436.

DGPPN – Deutsche Gesellschaft für Psychiatrie und Psychotherapie, Psychosomatik und Nervenheilkunde (Hg.) (2013): S3-Leitlinie Psychosoziale Therapien bei schweren psychischen Erkrankungen. Wien: Springer.

DGPPN – Deutsche Gesellschaft für Psychiatrie und Psychotherapie, Psychosomatik und Nervenheilkunde (Hg.) (2019): S3-Leitlinie Psychosoziale Therapien bei schweren psychischen Erkrankungen. Langfassung. https://www.dgppn.de/_Resources/Persistent/624d163d1df61ca1e079a5ca496f6b6595e83d6b/S3-LL-PsychosozTherapien_Langversion.pdf (08.07.2019).

Doenges, M. E.; Moorhouse (2016): Nursing Diagnosis Manual: Planning, individualizing, and documenting client care. Philadelphia: F. A. Davis Company.

Doenges, M. E.; Moorhouse, M. F.; Geissler-Murr, A. C. (2018): Pflegediagnosen und Maßnahmen. Bern: Hogrefe.

Eberl, J. (2006): Hoffnungslosigkeit. In: Heuwinkel-Otter, A.; Nümanndulke, A.; Matscheko, N. (Hg.): Menschen pflegen. Bd. 2: Pflegediagnosen, Beobachtungstechniken, Pflegemaßnahmen, S. 329 – 334. Heidelberg: Springer.

Edey, W.; Jevne, R. F. (2007): Hope, illness and counselling practice: Making hope visible. Canadian Journal of Counselling and Psychotherapy / Revue canadienne de counseling et de psychothérapie, 37 (1): 44 – 50.

Elm, J. H. L.; Lewis, J. P.; Walters, K. L.; Self, J. M. (2016): »I'm in this world for a reason«: Resilience and recovery among American Indian and Alaska Native two-spirit women. Journal of Lesbian Studies, 20 (3 – 4): 352 – 371.

Esser, G., Schmidt, M. H. (2017): Die Mannheimer Risikokinderstudie. Kindheit und Entwicklung, 26 (4): 198 – 202.

Farran, C. J.; Herth, K. A.; Popovich, J. M. (1999): Hoffnung und Hoffnungslosigkeit: Konzepte für Pflegeforschung und -praxis. Wiesbaden: Ullstein Medical.

Folkman, S.; Lazarus, R. S. (1985): If it changes it must be a process: Study of emotion and coping during three stages of a college examination. Journal of Personality and Social Psychology, 48 (1): 150 – 170.

Forchuk, C.; Reynolds W. (2001): Clients' reflections on relationships with nurses: Comparisons from Canada and Scotland. Journal of Psychiatric and Mental Health Nursing, 8 (1): 45 – 51.

Frankl, V. E. (2009): … trotzdem Ja zum Leben sagen. Ein Psychologe erlebt das Konzentrationslager. Neuausgabe. München: Kösel.

Fredrickson, B. L. (2001): The role of positive emotions in positive psychology: The broaden-and-build theory of positive emotions. American Psychologist, 56 (3): 218 – 226.

Glawischnig-Goschnik, M. (2010): »Glaube, Liebe, Hoffnung«. Verbales, Nonverbales und Musikalisches in Grenzbereichen der CL-Versorgung. Psychiatrie und Psychotherapie, 6 (4): 197–201.

Hans, M. (2012): Milieutherapie im stationären Bereich der Psychiatrie. Was ist den Patienten am therapeutischen Milieu wichtig? Eine Literaturstudie. Bern: Berner Fachhochschule, Fachbereich Gesundheit.

Hans, M. (2015): Hoffnung vermitteln (NIC). Ein Schwerpunkt in der Krankenpflege. Diplomarbeit. Bern: Berner Fachhochschule, Fachbereich Gesundheit.

Heider, F. (1977): Psychologie der interpersonalen Beziehungen. Stuttgart: Klett-Cotta.

Heim, E. (1985): Praxis der Milieutherapie. Berlin: Springer.

Hemann, H. (2001): Eine psychologische Konzeption der Hoffnung mittels sprachphilosophischer Fundierung und Methodik. Marburg: Tectum.

Herdman, T. H.; Kamitsuru, S. (Hg.) (2019): NANDA-I-Pflegediagnosen: Definition und Klassifikation 2018–2020. Kassel: Recom.

Herth, K. (1992): Abbreviated instrument to measure hope: Development and psychometric evaluation. Leading Global Nursing Research, 17 (10): 1251–1259.

Hinds, P. R.; Gattuso, J. S. (1991): Measuring hopefulness in adolescents. Journal of Pediatric Oncology Nursing, 8 (2). https://doi.org/10.1177/104345429100800241.

Hinds, P. S.; Quargnenti, A.; Fairclough, D. (1999): Hopefulness and its characteristics in adolescents with cancer. Western Journal of Nursing Research, 21 (5): 600–620.

Hundsdorfer, C. (2016): Salutogenese und Lebensfreude. Saarbrücken: AV.

Hüther, G. (2004): Die Macht der inneren Bilder. Wie Visionen das Gehirn, den Menschen und die Welt verändern. 7. Aufl. Göttingen: Vandenhoeck & Ruprecht.

Hüther, G. (2013): Was wir sind und was wir sein könnten. Ein neurobiologischer Mutmacher. Frankfurt a. M.: Fischer.

Hüther, G. (2018): Würde. Was uns stark macht – als Einzelne und als Gesellschaft. München: Knaus.

Jacobson, N.; Greenley, D. (2001): What is recovery? A conceptual model and explication. Psychiatric Services, 52 (4): 482–485.

Joerden, J. C; Hilgendorf, E.; Thiele, F. (2011): Menschenwürde in der Medizin – quo vadis? Abschlusstagung der Forschungsgruppe

09/10. Bielefeld: Zentrum für interdisziplinäre Forschung der Universität Bielefeld.

Kabat-Zinn, J. (2006): Mindfulness based interventions in context: Past, present, and future. Clinical Psychology Science and Practice, 10 (2): 144 – 156.

Kirpal, T. (2004): Spiritualität in der Pflege. Psychiatrische Pflege, 10 (4): 185–191.

Kirschenbaum, H. (2014): Werte klären in Psychotherapie und Beratung, Strategie für das Einzel- und Gruppensetting. Weinheim u. Basel: Beltz.

Knuf, A. (2016): Empowerment und Recovery. 5. Aufl. Köln: Psychiatrie Verlag.

Knuf. A.; Bridler, S. (2008): Recovery konkret. Psychosoziale Umschau, 23 (4): 26 – 29. https://www.andreas-knuf.de/psychiatrie/recovery/ (17.09.2019).

Kozel, B. (2015): Professionelle Pflege bei Suizidalität. Köln: Psychiatrie Verlag.

Krause, F.; Storch, M. (2017): Selbstmanagement – ressourcenorientiert. Grundlagen und Trainingsmanual für die Arbeit mit dem Zürcher Ressourcen Modell, ZRM®. Bern: Hans Huber.

Krause, F.; Storch, M. (2010): Ressourcen aktivieren mit dem Unbewussten. Manual und ZRM®-Bildkartei. Bern: Hans Huber.

Künzle, A. (2002): Körperzentrierte Psychotherapie unter der Ressourcenperspektive. Diplomarbeit. Zürich: Institut für Körperzentrierte Psychotherapie (IKP).

Lester, A. D. (1995): Hope in Pastoral Care and Counseling. Louisville, Westminster: John Knox Press.

Linehan, M. M. (1987): Dialectical Behavior Therapy for Borderline Personality Disorder. Theorie and method. Bulletin for the Menninger Clinic, 51: 261 – 276.

Linehan, M. M. (1996): Dialektisch-Behaviorale Therapie der Borderline-Persönlichkeitsstörung. München: CIP-Medien.

Löhr, M.; Schulz, M.; Nienaber, A. (2019): Safewards. Sicherheit durch Beziehung und Milieu. Köln: Psychiatrie Verlag.

Mashiach-Eizenberg, M.; Hasson-Ohayon, I.; Yanos, P. T.; Lysaker, P. H.; Roe, D. (2013): Internalized stigma and quality of life among persons with severe mental illness: The mediating roles of selfesteem and hope. Psychiatry Research, 208 (1): 15 – 20.

Mead, G. H. (1934): Mind, self, and society: From the standpoint of a social behaviorist. Chicago: University of Chicago Press. Frankfurt a. M.: Suhrkamp, 1968.

Miller, G.; Happell, B. (2006): Talking about hope: The use of participant photography. Issues in Mental Health Nursing, 27 (10): 1051–1065. https://europepmc.org/abstract/med/2930178;jsessionid=6FD3D4D451AA751AC6A3B0695404D5A1?o-1.ILinkListener-clipboard_icon-addclipboard (02.10.2019).

Miller, J. F. (1989): Hope-inspiring strategies of the critically ill. Applied Nursing Research, 2 (1): 23 – 29.

Morhead, S.; Johnson, M.; Meridean, L.; Maas, M. L.; Swanson, E. (2014): Pflegeergebnisklassifikation NOC. Bern: Hogrefe.

Obayuwana, A. O.; Carter, A. L. (1982): The anatomy of hope. Journal of the National Medical Association, 74 (3): 229 – 234.

Oeye, C.; Bjelland, A. K.; Skorpen, A.; Anderssen, N. (2009): User participation when using milieu therapy in a psychiatric hospital in Norway: A mission impossible? Nurs Inq, 16 (4): 287 – 296.

Park, N.; Peterson, C.; Seligman, M. E. P. (2004): Strengths of character and well-being. Journal of Social and Clinical Psychology, 23 (5): 603 – 661.

Parkes, J. H.; Freshwater, D. S. (2012): The journey from despair to hope: An exploration of the phenomenon of psychological distress in women residing in British secure mental health services. Journal of Psychiatric and Mental Health Nursing, 19 (7): 618 – 628.

Peterson, C.; Seligman, M. E. P. (2004): Characterstrengths and virtues: A handbook and classification. New York, NY: Oxford University Press.

Piller, I. (2012): Die Pflegekonzepte Hoffnung und Hoffnungslosigkeit im Akutspital. Diplomarbeit. Wien: Universität Wien, Fakultät für Sozialwissenschaften. http://othes.univie.ac.at/22880/1/2012-09-03_0503658.pdf (29.07.2019).

Prestin, E.; Schulz, M. (2011): Kommunikation in der stationären Akutpsychiatrie. Ich habe mir überlegt, was Ihnen wohl am meisten weh tut. Psych Pflege, 17 (2): 87 – 98. https://www.thieme-connect.de/products/ejournals/pdf/10.1055/s-0031-1275380.pdf (17.07.2019).

Pro Mente Sana (Hg.) (2007): Recovery. Wie die Seele gesundet. Acht Frauen und Männern, die erzählen. DVD.

Resnick, S. G.; Rosenheck, R. A. (2016): Recovery and positive psychology: Parallel themes and potential synergies. Psychiatric Services, 57 (1): 120 – 122.

Rogers, C. R. (2004): Entwicklung der Persönlichkeit. Psychotherapie aus der Sicht eines Therapeuten. Stuttgart: Klett-Cotta.

Rosenberg, M. B. (2016): Gewaltfreie Kommunikation: Eine Sprache des Lebens. Überarb. u. erw. Neuausgabe. Paderborn: Junfermann.

Roth, M.; Hammelstein, P. M. (2007): Hope as an emotion of expectancy: First assessment results. GMS Psycho-Social-Medicine, 4 (5): 1 – 19. https://www.ncbi.nlm.nih.gov/pmc/articles/PMC2736531/ (18.09.2019).

Sauter, D.; Abderhalden, C.; Needhalm, I.; Wolff, S. (2011): Lehrbuch Psychiatrische Pflege. Bern: Hans Huber.

Schrems, B. (2016): Fallarbeit in der Pflege: Grundlagen, Formen und Anwendungsbereiche. Wien: Facultas.

Schubert, C. (2016): Was uns krank macht – Was uns heilt: Aufbruch in eine neue Medizin. Das Zusammenspiel von Körper, Geist und Seele besser verstehen. Bielefeld: Fischer & Gann.

Schwarzer, R. (2004): Psychologie des Gesundheitsverhaltens. 3. Aufl. Göttingen: Hogrefe.

Seligman, M. E. P. (1979): Erlernte Hilflosigkeit. München u.a.: Urban und Schwarzenberg.

Seligman, M. E. P. (2009): Der Glücks-Faktor: Warum Optimisten länger leben. Bergisch Gladbach: Bastei Lübbe.

Siegrist, U. (2010): Der Resilienzprozess: Wiesbaden: VS.

Skinner, B. F. (1974): Die Funktion der Verstärkung in der Verhaltenswissenschaft. München: Kindler.

Sperry, L. (2012): Spirituality in clinical practice: Theory and practice of spiritually oriented psychotherapy. New York, NY: Routledge.

Stefan, H.; Allmer, F.; Schalek, K.; Eberl, J.; Hansmann, R.; Jedelsky, E.; Pandzic, R.; Tomacek, D.; Vencour, M. C. (2013): POP – PraxisOrientierte Pflegediagnostik: Pflegediagnosen – Ziele – Maßnahmen. 2. Aufl. Wien u. a.: Springer.

Stotland, E. (1969): The psychology of hope. San Francisco: Jossey-Bass.

The Roycrafters (1927): The note book of Elbert Hubart. https://archive.org/details/notebookofelbertoohubb/page/128 (10.09.2019).

Thibeault, C. A.; Trudeau, K.; D'Entremont, M.; Brown, T. (2010): Understanding the milieu experiences of patients on an acute inpatient psychiatric unit. Archives of Psychiatric Nursing, 24 (4): 216 – 226.

Thomas, S. P.; Shattell, M.; Martin, T. (2002): What's therapeutic about the therapeutic milieu? Archives of Psychiatric Nursing, 16 (3): 99–107.

Tobler, S. (2004): Arbeitslose beraten unter Perspektiven der Hoffnung. Lösungsorientierte Kurzberatung in beruflichen Übergangsprozessen. Stuttgart: Kohlhammer.

Townsend, W.; Boyd, S.; Griffin, G.; Hicks, P. L.; Hogan, M. F. (1999): Emerging best practices in mental health recovery. Columbus, OH: The Ohio Department of Mental Health.

Utsch, M.; Bonelli, R. M.; Pfeifer, S. (2014): Psychotherapie und Spiritualität. Mit existenziellen Konflikten und Transzendenzfragen professionell umgehen. Berlin u. Heidelberg: Springer.

Van Os, J.; Linscott, R. J.; Myin-Germeys, I.; Delespaul, P. (2009): A systematic review and meta-analysis of the psychosis continuum: Evidence for a psychosis proneness-persistence-impairment model of psychotic disorder. Psychological Medicine, 39 (2): 179–195.

WHO (2016): Suizidprävention: Eine globale Herausforderung. Leipzig: Stiftung Deutsche Depressionshilfe.

Werner, E. (2005): Resilience and recovery: Findings from the Kauai Longitudinal Study. Focal Point: Research, Policy, and Practice in Children's Mental Health, 19 (1): 11–14.

Wolff, S. (2007): Spiritualität und psychiatrische Pflege: Fundamentaler Wahnsinn oder wahnsinnig gutes Fundament. In: Schulz, M.; Abderhalden, C.; Needham, I.; Schoppmann, S.; Stefan, H.: Pflege in der Psychiatrie. Kompetenz zwischen Qualifikation und Verantwortung. Dokumentation des 4. Dreiländerkongresses Psychiatrische Pflege, S. 334–342. Unterostendorf: 1.

Zuaboni, G.; Burr, C.; Schulz, M.; Winter, A. (2019): Recovery und psychische Gesundheit. Grundlagen und Praxisprojekte. Köln: Psychiatrie Verlag.

better care: Professionelle Pflege

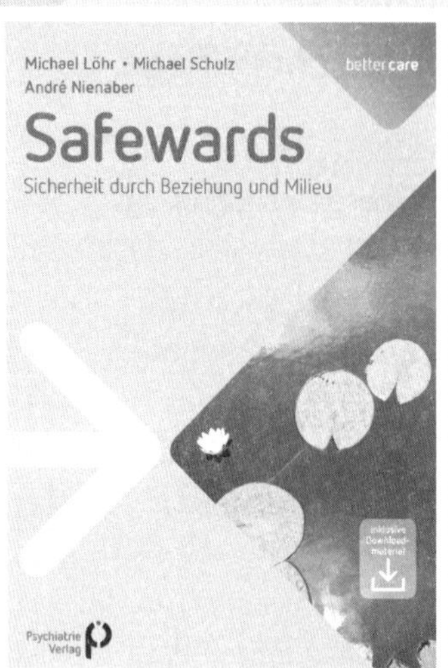

Michael Löhr, Michael Schulz, André Nienaber

Safewards

Sicherheit durch Beziehung und Milieu

2. Auflage 2020
192 Seiten + Downloadmaterial
ISBN Print 978-3-96605-043-2, 25,00 Euro
ISBN E-Book (PDF) 978-3-96605-048-7, 19,99 Euro

Bernd Kozel

Professionelle Pflege bei Suizidalität

1. Auflage 2015
141 Seiten + Downloadmaterial
ISBN Print 978-3-88414-578-4, 25,00 Euro
ISBN E-Book (PDF) 978-3-88414-861-7 , 19,99 Euro

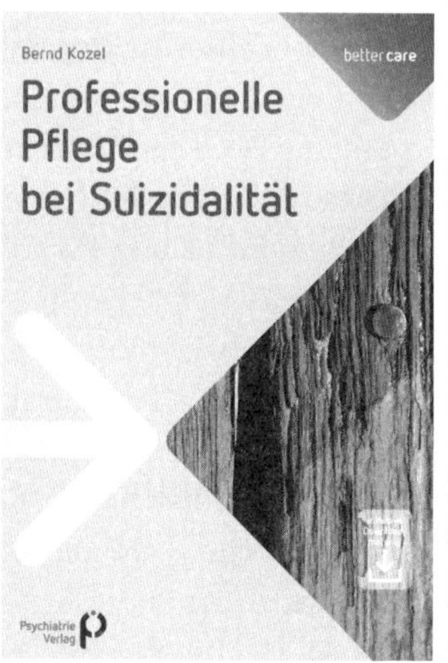

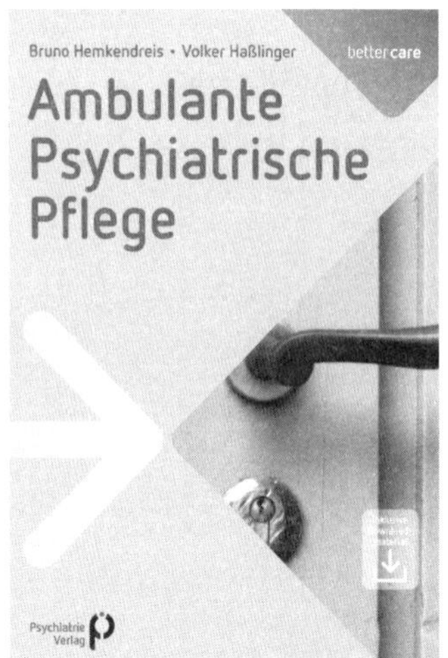

Bruno Hemkendreis, Volker Haßlinger

Ambulante Psychiatrische Pflege

1. Auflage 2014
141 Seiten + Downloadmaterial
ISBN Print 978-3-88414-579-1, 25,00 Euro
ISBN E-Book (PDF) 978-3-88414-860-0, 19,99 Euro

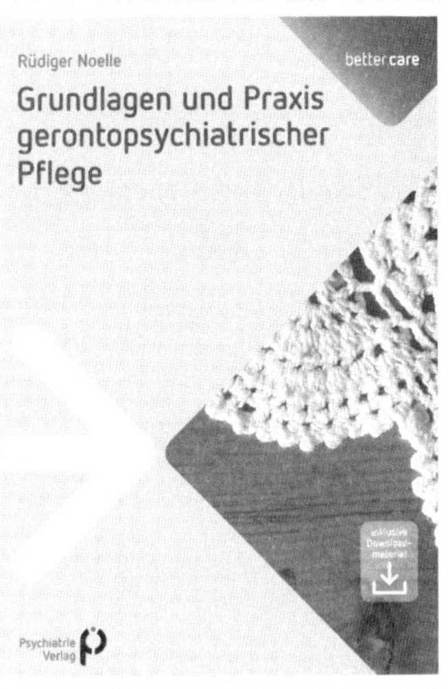

Rüdiger Noelle

Grundlagen und Praxis gerontopsychiatrischer Pflege

1. Auflage 2015
168 Seiten + Downloadmaterial
ISBN Print 978-3-88414-624-8, 25,00 Euro
ISBN E-Book (PDF) 978-3-88414-869-3, 19,99 Euro

Volker Röseler

Professionelle Pflege bei Zwangsstörungen

1. Auflage 2015
141 Seiten + Downloadmaterial
ISBN Print 978-3-88414-634-7, 25,00 Euro
ISBN E-Book (PDF) 978-3-88414-877-8, 19,99 Euro

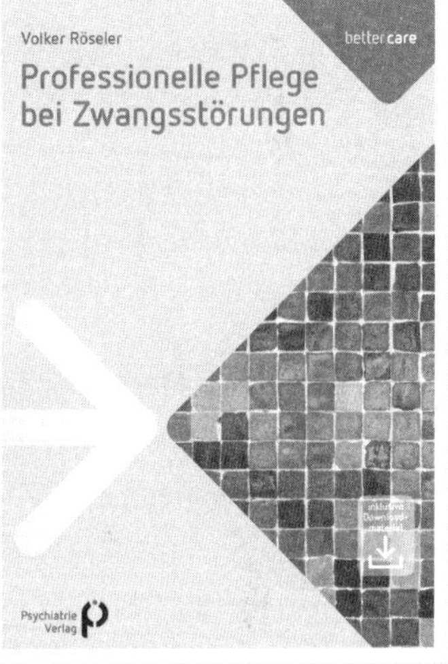

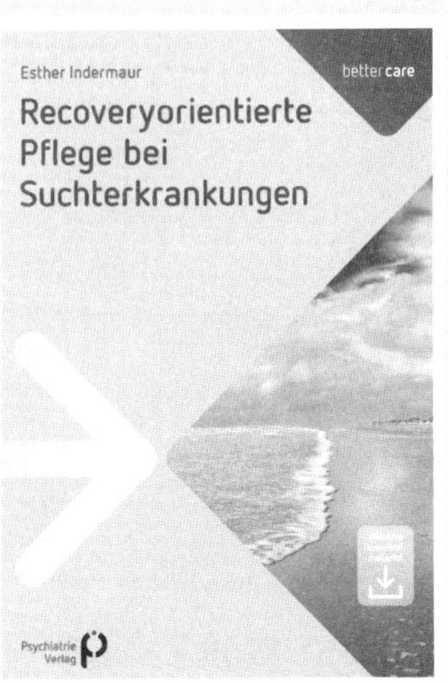

Esther Indermaur

Recoveryorientierte Pflege bei Suchterkrankungen

1. Auflage 2016
168 Seiten + Downloadmaterial
ISBN Print 978-3-88414-643-9, 25,00 Euro

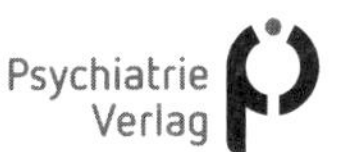

Telefon 0221 167 989 -0, Fax 0221 167 989-20,
E-Mail: verlag@psychiatrie.de, Internet: www.psychiatrie-verlag.de

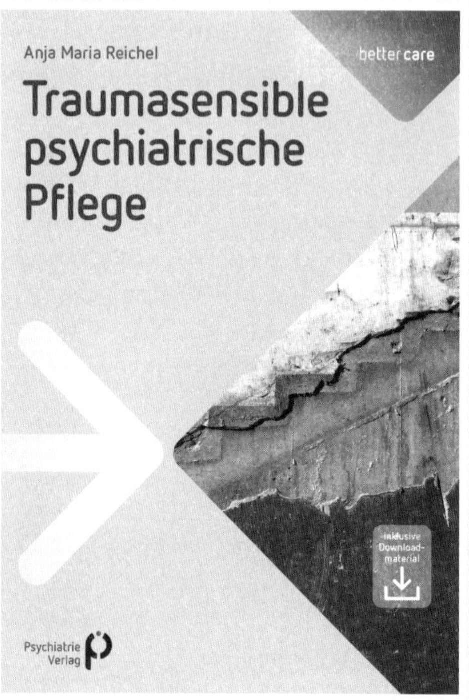

Anja Maria Reichel

Traumasensible psychiatrische Pflege

1. Auflage 2019

153 Seiten + Downloadmaterial

ISBN Print 978-3-88414-699-6, 25,00 Euro

ISBN E-Book (PDF) 978-3-88414-973-3, 19,99 Euro

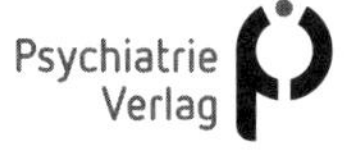

Telefon 0221 167989-0, Fax 0221 167989-20,
E-Mail: verlag@psychiatrie.de, Internet: www.psychiatrie-verlag.de

Es ist überdies denkbar, dass Patienten in der Vergangenheit mehrfach erlebt haben, dass Situationen, in denen das Gegenüber zunächst besonders freundlich und zugewandt war, sehr schnell zur Quelle von Schmerz und Leid wurden. Vor diesem Hintergrund ist es aus Sicht der Betroffenen nicht nur verständlich, sondern sogar klug, sich ein intuitives Misstrauen gegenüber versorgenden oder hilfreichen Personen zu bewahren, besonders, wenn sie sich – wie eben auch im Rahmen einer Krankenhausbehandlung – abermals in einen Zustand der Abhängigkeit begeben.

Es hat sich bewährt, anfängliche Zurückhaltung oder gar Misstrauen nicht zu pathologisieren, sondern vielmehr als vorsichtiges, besonnenes Prüfen positiv zu konnotieren und als eine in der Vergangenheit sicher hilfreiche Strategie wertzuschätzen. Es fällt den Patienten dann später leichter, an diesem Verhalten zu arbeiten, das sie in ihren sozialen Beziehungen doch eher behindert.

Es kann passieren, dass Pflegende es persönlich übel nehmen, wenn Patienten ihnen – trotz all ihrer Bemühungen um eine positive Kontaktaufnahme – über längere Zeit hinweg prüfend-misstrauisch gegenübertreten. Dies ist häufig ein Zeichen mangelnder Erfahrung oder unzureichender Fachkenntnisse im Bereich der traumasensiblen Pflege, dem am besten mit Reflexionsgesprächen im multiprofessionellen Team oder mit entsprechender Fortbildung begegnet werden kann. In jedem Fall nimmt es den beiderseitigen Druck aus dem Prozess des Beziehungsaufbaus, wenn sowohl der Pflegekraft als auch dem Patienten bewusst ist, dass dieser Prozess vermutlich längere Zeit in Anspruch nehmen wird als erwartet.

Im Folgenden beschäftigen wir uns mit den wichtigsten Aspekten einer tragfähigen therapeutischen Beziehung in der traumasensiblen Pflege.

Sicherheit

Traumatisierte Personen fühlen sich im Kontakt zu Pflegenden am ehesten sicher aufgehoben, wenn diese im Umgang mit ihnen ebenfalls sicher und erfahren auftreten. Hierfür sind eine ausführliche theoretische und praktische Ausbildung sowie klinische Erfahrung die Grundlage. Wenn Pflegende auf traumatische Szenarien, Reaktionen und Prozesse der Betroffenen und bei sich selbst vorbereitet sind, diese richtig einschätzen können und einen angemessenen Umgang damit finden, wird dies ihnen selbst und den Patienten helfen. Patienten mit chronischen Traumafolgestörungen haben häufig das Gefühl, für andere eine Zumutung zu sein, auch für professionelle Helfer. Es wäre für eine tragfähige Beziehung hinderlich, wenn sie den Eindruck haben, die Pflegekraft mit ihren Symptomen verschonen oder sie gar vor den Symptomen schützen zu müssen.

Beispiel Frau Petrowa kam vor etwa zehn Jahren mit ihrer Schwester aus Russland nach Deutschland. Sie ist froh, diesen Schritt damals getan zu haben und hat sich ein Leben mit Familie aufgebaut. Sie leidet allerdings seit über zwanzig Jahren unter den Symptomen ihrer chronischen Traumafolgestörung. Sie hat besonders schwierige Phasen bisher immer noch selbst meistern können, nun aber sucht sie zum ersten Mal eine psychiatrische Klinik auf.
Der erste Kontakt zum Pflegepersonal der aufnehmenden Station findet mit einer Gesundheits- und Krankenpflegerin statt, die Frau Petrowa fragt, ob eine Auszubildende zu Lernzwecken am Aufnahmegespräch teilnehmen könne. Frau Petrowa empfindet Scham und es ist ihr eigentlich nicht recht, aber sie kennt die Abläufe in Kliniken nicht und möchte nicht unangenehm auffallen, da sie Nachteile für ihre Behandlung fürchtet, ja sogar Sorge hat, die Pflegenden zu verärgern. Sie willigt ein.
Das Aufnahmegespräch beginnt, es werden verschiedene Fragen gestellt – plötzlich klingelt der Schwesternruf und die Pflegekraft sagt zur Auszubildenden: »Hör mal, Natascha, du hast doch jetzt schon einige Aufnahmegespräche begleitet, ich bin sicher, du bekommst das auch selbst schon hin. Sprich du weiter mit Frau Petrowa, ich gehe zur Klingel. Wenn was ist, ruf einfach.« Sie verlässt den Raum.
Natascha fühlt sich kurzfristig etwas mulmig, da aber Frau Petrowa sehr nett zu sein scheint, stellt sie weiter die Fragen des pflegerischen Anamnesebogens. Die beiden kommen regelrecht ins Plaudern und bald stellen sie fest, dass Natascha aus derselben Stadt in Russland stammt. Frau Petrowa erzählt lebhaft von ihrer Kindheit in Russland, beginnt dann aber plötzlich lang und andauernd zu schweigen. Sie blickt starr geradeaus und lässt sich auch durch lauteres Ansprechen gar nicht mehr in das Gespräch zurückholen.
Natascha hat das Gefühl, dass es Frau Petrowa nicht gut geht und fasst sie sanft an der Schulter an. Frau Petrowa zuckt daraufhin heftig zusammen und beginnt zu weinen, sie zittert jetzt auch stark mit den Beinen. Natascha hat Sorge, dass hier ein medizinischer Notfall vorliegt und löst den Alarm aus.

Die beschriebene Situation verdeutlicht, dass im Umgang mit traumatisierten Patienten einige der alltäglichen Routineabläufe auf psychiatrischen Stationen überdacht werden sollten. Eine Auszubildende wird im Erstkontakt mit traumatisierten Patienten erstens nicht genug eigene Sicherheit ausstrahlen, um Patienten beruhigen zu können. Zweitens verfügt sie nicht über angemessene Interventionsmöglichkeiten bei unvorhersehbaren, traumabedingten Reaktionen der Patienten, da sie diese nicht kennt und deshalb auch nicht einordnen kann.

Ein dissoziativer Zustand wie im hier beschriebenen Fall kann für Laien den Anschein einer medizinischen Krise erwecken. Auch unter enger Anleitung einer Fachkraft ist die Anamneseerhebung bei Patienten mit schwerwiegenden Traumafolgestörungen durch unerfahrene Pflegende problematisch. Wenn bei jeder sich abzeichnenden Schwierigkeit Hilfe bei erfahrenen Kollegen eingeholt werden muss, kann das Empfinden der Patienten, in der Klinik gut aufgehoben zu sein, gleich zu Beginn beeinträchtigt werden und den Aufbau von Vertrauen behindern.

Pflegende sollten die Zusammenarbeit so gestalten, dass Patienten die Beziehung als sicher und geschützt wahrnehmen. So kann eine positive Erfahrung zum Gegenentwurf der bisher erlebten traumatischen Beziehungswelt werden.

Eine verlässliche und berechenbare zwischenmenschliche Beziehung ist für viele Betroffene gewissermaßen »Neuland«, das eher vorsichtig betreten wird. Dieser Schritt ist jedoch immens wichtig für den weiteren Therapieverlauf, denn die Erfahrung interpersoneller Sicherheit ist eine Voraussetzung für die Erlangung intrapersoneller Sicherheit (Wolff 2018). Wenn Patienten zu der Erkenntnis gelangen, sich selbst in ihren Wahrnehmungen und Gefühlen trauen zu können, ist eine gute Basis für die Arbeit an emotional belastenden Themen geschaffen.

Die richtigen Rahmenbedingungen hierfür lassen sich mit einfachen Mitteln erreichen:

- Privatsphäre respektieren,
- Belastungsgrenzen achten,
- parteiliche Abstinenz.

LESEPROBE

Privatsphäre respektieren → Gespräche mit Patienten finden nicht in deren Zimmern statt, sondern in dafür vorgesehenen Funktionsräumen. Das gilt auch dann, wenn Patienten klingeln und um Hilfe bitten, weil sie beispielsweise gerade quälende Flashbacks erleben oder Selbstverletzungstendenzen spüren: Es ist besser, gemeinsam den Raum zu verlassen und einen neutralen Ort aufzusuchen. Das eigene Zimmer ist ein Schutzraum, der nicht verletzt oder mit belastenden Gesprächsthemen »kontaminiert« werden darf.

Für den Aufbau einer vertrauensvollen Beziehung ist es auch hilfreich, wenn Pflegende den Patienten gleich bei der Aufnahme auch eine Reihe an Informationen über sich selbst geben, um einschätzbar zu sein. Zunächst geht es dabei um die dienstlichen Funktionen und die Berufserfahrung (vollständiger Name, Berufsbezeichnung, Funktion, Dauer der bisherigen Beschäftigung am Arbeitsplatz, Zuständigkeiten usw.). Im Verlauf der Behandlung können weitere Informationen aus dem persönlichen Bereich hinzukommen.

Das mittlerweile auch in den deutschsprachigen Ländern immer weitere Verbreitung findende Safewards-Konzept (www.safewards.net) widmet eine ganze Intervention dem gegenseitigen Kennenlernen. Hier wird ein neuer Umgang auch mit persönlichen Informationen seitens der Pflegenden empfohlen, der das tradierte, vorsichtige Dosieren privater Informationen ein Stück weit infrage stellt. Erste Evaluationen der Safewardsintervention legen den Schluss nahe, dass mit einem gezielten Informationsangebot seitens der Pflegenden an die Patienten, beispielsweise über ihr Alter, ihren Familienstand, ihre Hobbys und Interessen usw. ein schnellerer Aufbau von Beziehungen gelingt (Bowers u. a. 2015). Pflegende geben so den Patienten die Möglichkeit, sich besser zu orientieren, ihre Bewältigungsfähigkeit zu steigern und zu erreichen, dass sie sich während des Klinikaufenthaltes wohl- und sicher fühlen.

Belastungsgrenzen achten → Es ist eine wichtige Erfahrung für Patienten, dass im Rahmen der verschiedenen Gespräche und Anwendungen ganz bewusst ihre Belastungsgrenze erfragt und daraufhin auch respektiert und nicht überschritten wird. Bereits die Räumlichkeiten können Sicherheit vermitteln, beispielsweise durch »Frei/Besetzt«-Schilder, die bei Gesprächen in Funktionsräumen Störungen ausschließen, durch Vorhänge in Untersuchungsräumen, die eine größere Privatsphäre ermöglichen, oder durch frühzeitige Ankündigungen von Personalwechseln im Team usw. Es sollte auch außerhalb der Station darauf geachtet werden, dass von Traumatisierungen Betroffene sich z. B. nicht in Wartezonen aufhalten müssen, in denen sich auch Patienten mit Täterhintergrund oder Rauschzuständen befinden. Dies spielt besonders in größeren psychiatrischen Kliniken eine Rolle.

Förderlich für das individuelle Sicherheitsempfinden ist alles, was den Unterschied zwischen dem aktuellen Behandlungssetting und der früheren traumatischen Situationen deutlich macht. Weiterführende Überlegungen zum Aspekt der interpersonellen Sicherheit finden sich im Kapitel zur Milieugestaltung.

Parteiliche Abstinenz → Förderlich ist eine Grundhaltung, die den Betroffenen deutlich macht, dass die Pflegefachperson klar auf ihrer Seite steht. Ebenso klar muss sein, dass es in der Traumaarbeit allein um die traumatisierte Person geht, d. h. Helfende müssen ihre persönlichen Bedürfnisse aus der Zusammenarbeit mit den Patienten heraushalten.

Fischer und Riedesser (1998) prägen in diesem Zusammenhang den Begriff »Parteiliche Abstinenz«, der diese innere Haltung recht gut beschreibt. Man spricht hier auch von der »Schulterschlusshaltung«, die die Betroffenen spüren lässt, dass sie mit ihren Emotionen und Gedanken dem Erlebten nicht allein gegenüberstehen, sondern jemanden ganz verlässlich an ihrer Seite wissen. Neutralität oder Parteilosigkeit, wie sie in anderen Behandlungssettings der psychiatrischen Versorgung manchmal angezeigt sein mögen, sind hier gänzlich fehl am Platz, denn sie werden von den Betroffenen mindestens als uneinfühlsam, wenn nicht gar als retraumatisierend erlebt (Hofmann 2006), denn Situationen des Ausgeliefertseins ohne Hilfe sind ihnen schmerzlich bekannt.

Beispiel Frau Köhler hat im Rahmen einer Traumaexpositionssitzung begonnen, sich mit der massiven Gewaltausübung durch ihre Mutter auseinanderzusetzen. Die Mutter hatte sie als Kind regelmäßig geschlagen und getreten, mit Messern oder einem glühenden Schürhaken verletzt oder ihr im Rahmen von »Säuberungen« die Wunden mit einer Wurzelbürste geschrubbt. Für Frau Köhler waren diese konkreten Erinnerungen und die Arbeit daran sehr belastend und emotional auslaugend.

Eine Stunde nach der Sitzung, in der Nachbetreuungssituation mit ihrer Bezugspflegekraft, möchte sie über einige Dinge noch einmal reden, die ihr dazu durch den Kopf gehen. Sie hat einerseits als heute erwachsene Person verstanden, dass diese mütterlichen Handlungen nichts mit Erziehungsmaßnahmen zu tun hatten. Andererseits ist es sehr schmerzhaft für ihr jüngeres Ich, zu erkennen, dass ihr als Kind eine von Herzen kommende Mutterliebe gänzlich fehlte. Eine aufkommende Wut darüber kann sie zunächst nicht gut zulassen: »Meine Mutter ist als Kind selbst sehr viel geschlagen worden, sie kannte es doch nicht anders. Und es waren ja auch ganz andere Zeiten damals nach dem Krieg – meine Mutter hatte so viele andere Sorgen, und wir Kinder waren auch oft sehr ungezogen.«

In diesem Stil spricht sie noch eine Weile über die Situation, bis ihre Bezugspflegekraft sie unterbricht: »Frau Köhler, ich möchte hier einmal kurz einhaken, weil ich gerade bei mir selbst bemerke, wie sich langsam eine gewisse Wut in mir breitmacht. Es mag ja stimmen, dass viele Menschen es zu dieser Zeit nicht leicht hatten, das rechtfertigt aber noch lange nicht, dass Eltern ihre Kinder so sehr quälen. Ich bin sicher, dass Ihre Mutter auch wusste, dass niemand ein Kind so behandeln darf, und ich bin schon beim Zuhören entsetzt und wütend darüber, dass sie es trotzdem getan hat.«
Frau Köhler wird daraufhin still und weint dann eine Weile. Später am Abend sagt sie der Pflegekraft, dass es ihr einerseits sehr weh- und doch andererseits ganz gutgetan habe, diese »Wahrheit« einmal von jemand anderem gehört zu haben. Eigentlich wisse sie selbst, dass das Verhalten ihrer Mutter nicht mit den Umständen zu entschuldigen sei. <

Entschuldigungsversuche für die Täter wie in diesem Beispiel oder auch Selbstbeschuldigungen von Opfern (»Ich war doch schon groß genug, ich hätte ja weglaufen können«) kommen in Betreuungssituationen nach Traumaexpositionen häufig vor. Es ist dann wichtig, ganz klar und auch authentisch in Bezug auf die eigenen Gefühle Position zu beziehen.

Differenz zwischen Arbeits- und Übertragungsbeziehung

Es erscheint als selbstverständlich, dass Nutzer traumaspezifischer Angebote professionelle Helfer nicht als potenzielle Täter ansehen. Es mag Kolleginnen und Kollegen aus der psychiatrischen Pflege daher überraschen, dass diese Selbstverständlichkeit keineswegs vorausgesetzt werden kann, sondern erst über die Herstellung vertrauensförderlicher Maßnahmen erarbeitet werden muss, wie das nächste Beispiel zeigt.

Beispiel Die neunzehnjährige Kim kommt zum Vorgespräch für eine Traumatherapie in die Klinik für Psychotherapie. Bereits in der Eingangshalle gibt es Schwierigkeiten, weil Kim ihren Hund dabeihat, einen großen schwarzen Labrador. Sie selbst fällt ebenfalls durch ihre schwarze Kleidung auf: Springerstiefel, Kapuzenpulli und Militärhosen.
Die Mitarbeiterin der Informationszentrale verweist auf das Hundeverbot im Klinikgebäude. Es kostet Kim einige Überwindung, an ihrem Wunsch, den Hund bei sich zu haben, festzuhalten. Sie macht deutlich, dass sie »sofort wieder abhauen« werde, wenn ihr Hund nicht bei ihr bleiben dürfe. Die Informati-

onszentrale setzt die Station für Traumazentrierte Therapie in Kenntnis, wo das Gespräch eigentlich stattfinden soll.

Eine Pflegekraft der Station entschließt sich, Kim in der Halle abzuholen. Sie geht offen und freundlich auf Kim zu, begrüßt sie und stellt sich vor. Sie thematisiert zunächst das Hundeverbot gar nicht. Stattdessen schlägt sie vor, man könne sich vielleicht ein wenig auf der Bank im Park vor der Station unterhalten. Kim nickt fast unsichtbar und folgt der Pflegekraft, zusammen mit ihrem Hund. Sie wirkt dabei abweisend und ein wenig ängstlich, man erkennt ihr Gesicht kaum unter der tief heruntergezogenen Kapuze.

Im nun folgenden Gespräch gibt sich Kim sehr einsilbig, sie spricht kaum, gibt lediglich Antworten über Nicken oder Kopfschütteln. Die Pflegekraft kommentiert während der gesamten Zeit nicht, wie sie Kims Verhalten ihr gegenüber persönlich bewertet, sie akzeptiert es vielmehr als Mittel zum Selbstschutz. Zum Ende des Gesprächs bekräftigt sie, wie mutig sie es von Kim findet, sich für ein Therapiegespräch angemeldet zu haben und würdigt das gesamte Verhalten als probates Mittel zum Selbstschutz: »Ich sehe ja auch, dass Sie gut für sich sorgen und Kleidung tragen, in der Sie sich geschützt fühlen. Und mit so einem starken Begleiter an der Seite (sie deutet lächelnd auf den Hund) kann ja auch wirklich nichts passieren.« Später beraten die beiden, wo der Hund auf Kim warten kann, wenn sie die Station betritt. Kim kann verstehen, dass es dort auch Patienten gibt, die sich vor dem Hund fürchten würden. <

Das Beispiel zeigt, wie durch verständnisvolle und vorurteilsfreie Kommunikation eine Kontaktaufnahme auch zu sehr misstrauischen Menschen möglich ist, trotz institutioneller Rahmenbedingungen, die eingehalten sein wollen. Es ließe sich jedoch leicht eine andere Entwicklung vorstellen: Hätte die Pflegekraft dem Impuls nachgegeben, persönlichen, möglicherweise aus hierarchischen Machtpositionen oder persönlicher Kränkung gespeisten Empfindungen Ausdruck zu verleihen, wäre eine Arbeitsbeziehung nicht zustande gekommen. Jeder hat schon Mitarbeiter erlebt, die etwa durch bevormundende Forderungen wie »Setzen Sie sich bitte gerade hin und nehmen die Kapuze ab, ich erkenne Sie ja kaum!«, »Wenn ich Ihnen Guten Tag sage, dürfen Sie ruhig zurückgrüßen!« oder durch unreflektiertes Beharren auf institutionelle Regeln das Vertrauen von Patienten gleich zu Beginn im Keim ersticken. Es wird dann für Betroffene interpersoneller Gewalt schwer, eine Differenz zwischen der Pflege- und der traumatischen Situation wahrzunehmen und den Kontakt als hilfreich anzunehmen. Eine therapeutisch wirksame Beziehung darf keine Täteridentifikationen zulassen, die Differenz sollte so groß wie möglich sein.